Sex Secrets
Ni
Dr. Fritz

FRITZ LEGARDE ESPEDILLA, MD, PhD, MPH, MPSDC

PASIUNA

Kining libroha ako nga nasulat tungod sa akong kaaghop nga mahatagan ug ensaktong inpormasyon ang akong mga isig ka Pilipino mahitungod sa ilang mga kalibog sa mga isyu mahitungod sa sex. Dili malimod nga kasagaran nga mga isyu sa sex – gihimo na lamang kini nga kataw-anan ug wala gi-seryoso. Tungod kay ako nahuman sa kurso sa Medisina ug aduna usab Masters ug PhD sa Human Sexuality makagiya gayud ako ug ensakto sa mga tawo nga nahisalaag mahitungod sa mga isyu nga nagpalibot sa sekswalidad.

Ang mga pangutana diri gikutlo nako sa mga pangutana nga nadawat nako sa akong programa sa radyo sa DXAB – 1296, ABS-CBN Broadcasting Corporation, Davao. Gipili nako ang mga pangutana nga kanunay nako nga madawat ug mga seryoso ug gibati nako nga kinahanglan gayud ug ensaktong pagtagad.

Nanghinaut ako nga pinaagi niining maong libro makahatag ako ug katin-awan ug kasulbaran sa mga daghang isyu mahitungod sa sex nga mamahimong nagbangutan sa pipila ka katuigan ug naghambin sa inyong kinabuhi.

Fritz Espedilla, MD, PhD, MPH, MPSDC

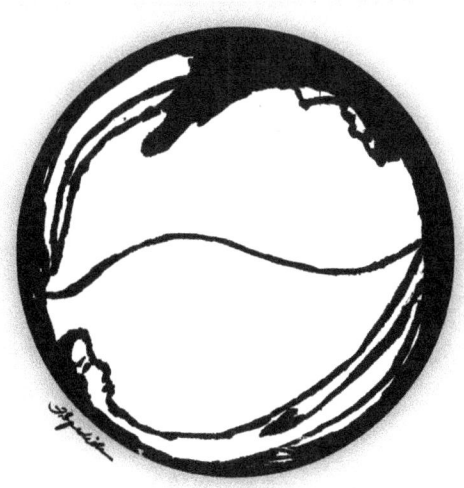

3

MGA UNOD

ERECTILE DYSFUNCTION

1. Ang akong huna-huna gusto mag-sex pero ang ako di naman kaayo mugahi. Ngano man ni?
JOEL

Kining di na kaayo mogahi ang imong kinatawo nagpasabot lamang kana nga tingali baya ug aduna kay problema sa imong kasing-kasing o di ba kaha sa imong presyon sa dugo o sa cholesterol. Nagpasabot usab usahay kini ug diabetes o problema sa mga kaugatan. Tan-awa usab ang imong natad sa kinabuhi – wala ka bay problema? Maayo ba ang imong relasyon kang misis? Unsa ang imong mga tambal nga gipang-inom? Usahay ang mga tambal nga gipang-inom mo-apektar usab sa kinabuhing sexual. Ug dugang pa, naga-panigarilyo ka ba? Mo-inom ka ba? Kay kining pag-panigarilyo ug pag-inum ilabi na ug daghanan usa sa pakighilawas makapalong gayud kini sa imong kinatawo. Kung moinom man ka ug bino, siguruha nga ana-a ra kini sa usa hangtud duha lamang ka beses nga pag-inom sa usa ka adlaw. Ang usa ka pag-inom nagpasabot ug usa ka botelya sa beer, lima ka ounces sa bino o duha ka ounces sa spirits o liqueurs. Ang akong sugyot mao ang pakig-kita gidayon sa imong doctor sa mas sayo nga panahon aron mahiling ka ug tarong.

2. Ang akong kinatawo kung buntag dili kaayo kini siya gahi. Ug kun mugahi man, mawala gidayon ug hinay-hinay ang kagahi, pero usa ko matulog, maayo man ang iyang performance?

Kasagaran ang release sa testosterone sa mga kalalakin-an, mas kusog sa kabuntagon, mao nga mas maayo ang ilahang performance sa kabuntagon. Apan sa imong sitwasyon, baliktad. Ang akong huna-huna, tingali ug mas maayo ang release sa imong hormone sa kagab-hi-on kaysa kabuntagon.
Ang lain pud nako nga huna-huna sa imong sitwasyon mao, nga sa kabuntagon, kini ang panahon nga daghan ka ug gi-huna-huna nga bulohaton, mao nga dili ka kaayo ka-perform. Apan sa gabi-i wala ka nay buluhaton kaayo, mao nga mas maayo ang imong performance. Ang akong pahimanglo mao ang pag-sirado sa imong mga pang-huna-huna sa guwa sa imong kalibutan ug pag-relaks diha sa kabuntagon, samtang nakig-hilawas ka sa imong kapikas.

3. Nganong di man mo-erect ang akong kinatawo kun maka-inom ko ug ubay-ubay nga beer?
Jun from Buhangin

Ang alcohol usa kini ka depressant, mao nga mopawong kini sa kinatawo kun mo-inum ka ug ubay-ubay.

4. Diabetic ko. Ang akong problema dili na mo-tindog akong kinatawo. Unsa man akong maayong buhaton?

Kung diabetic ka ug aduna kay problema sa di pag-tindog sa imong kinatawo, maka-benepisyo ka kung musulay ka ug Viagra. Kini ug wala kay gina-inum usab nga nitrates alang sa imong kasing-kasing.

5. Ang akong kinatawo dali lang mokiyos. Unsa man ang akong angay nga buhaton?

Nianing problema sa pag-gahi nga dali lang mo-kuyos, ako gayong i-rekomendar ang total work-up, sama sa pag-tan-aw sa imong cholesterol, blood pressure, kasing-kasing, ug blood sugar. Ug uban niini, paga-tan-awon usab nato ang natad sa imong kinabuhi – ang imong pag-panigarilyo, pag-inom, ang imong relasyon sa imong kapikas, mga problema. Tan-awon usab ang mga tambal nga imong gina-inom.

Ang lahi nako nga gi-huna-huna-an mao nga tingali ug adunay leakage – mao nga ang dugo dili ka-pundo ug dugay ug mobalik gidayon sulod sa lawas, inay nga mo-pundo sa kinatawo. Nianing tungora, akong isugyot ang pag-gamit ug silicone ring nga maoy mo-hupot sa imong kinatawo ug mopugong sa pag-balik gidayon sa dugo ngadto sa lawas. Ug kun wala ka niini, mamahimo nimong gamiton ang imong mga tudlo. Iporma kini nga daw sing-sing ug ipa-hugot kini sa pulo-an sa imong kinatawo, aron dili mobalik gidayon ang dugo sa lawas ug molungtad nga mas dugay ang kagahi sa imong kinatawo.

FAMILY PLANNING METHODS

1. Dili ba makadaot ning sige ug withdraw? Na-a ba ni side effect sa atong lawas? Gary Saliguin of Kidapawan City

   Ang pagkanunay ug paggamit ug withdrawal mamahimong makapamugna sa lalaki ug nervous problem – tungod kay kinahanglan kini ug sakto gayod o hingpit nga psychological control o pag-kontrol sa pangisip aron sa gawas sa kinatawo sa babaye mo gawas ang semilya ug dili sa sulod. Ug kun kini dili mahitabo, mamahimong ana-a kami dakong gibug-aton sa iyang kinabuhing sekswal o diba kaha psychologically.

2. Tama ba ning akong gibuhat? Pananglitan, gidugo ug Jan. 4 to Jan. 9, unya gamiton ko ug Jan. 28 – ok ba ni siya, dili ba ko ani mabuntis? Fr. Digos

   Kining gihatag nimo nga impormasyon kulang kini. Sa paggamit sa calendar method o rhythm aron dili mamabdos, dili lamang ang panahon sa imong pagdugo ang makatabang aron masuta ang imong safe nga period – kung diin way peligro nga makiapaghilawas ka. Kinahanglan nako mahibaw-an kung regular ba o irregular ang imong menstrual cycle. Ug kun regular, unsa kaha ka regular, 26? 27? 28? 29? O 30? ka-adlaw?. Ug kun irregular, unsa man ka irregular kini? 20? 22? 36? 38?, etc? unsa ang mga adlaw sa imong pagregla sulod sa 12 ka bulan? Ug kun kani tanan, adunay tubag – diha na usab kini ensakto nga matubag kung mamabdos ba ikaw o dili kon makipaghilawas ka nga walay proteksyon sa adlaw nga imong gihisgutan.

3. Nag- IUD ko, apan mag 2 na ka bulan nga wala ko dugo-a. 3 na ka bulan nga gitaud ang maong IUD. Unsa kaha ang problem nako?

   Mamahimo ka gihapon nga magmabdos maskin ikaw adunay IUD tungod kay 2 hangtud 3 ka babaye sa usa ka gatos mamahimong magmabdos maskin adunay IUD. Kini ang akong gikahadlokan sa imong sitwasyon. Ang akong pahimangno mao ang pakipagkita sa imong doktor gidayon.

4. Unsay buhaton sa usa ka babaye nga dili mamabdos pagkahuman ug gamiton?

   Mamahimo nga mag-emergency contraception ang usa ka babaye – ug kinahanglan nga inomon niya ang maong tambal sa dili molapas sa 72 ka oras pagkahuman sa pakig-hilawas. Ug mas maayo kung ma-inom kini sa wala pa molapas ang 24 ka oras gikan sa pakig-hilawas. Apan ang problema, ga-tuo ako nga walay available nga emergency contraception diri sa Pilipinas.

5. Kung tangtangon ang IUD, pareho ba gihapon ang petsa sa cycle sa regla?

   Walay kausaban sa siglo sa regla kung tangtangon ang IUD.

6. Mabuntis ba bisan nag-pills?

   Bisan ug nag-pills apan dili kini gisunod ug ensakto, ug sige ug kapalya ang pag-inom, daku gayud ang purohan nga mamabdos. Ang failure rate sa pills niadtong perpekto nga nagasunod gayud sa instruksiyon ana-a sa 0.1%, ug niadtong mga kasagaran nga nagagamit niini nga dili perpekto ana-a sa 3%.

7. Dili ba makadaot ang pills?

1Ang pills mamahimong maoy hinungdan sa pagka-lipong-lipong, pag-taba, pag-panakit sa suso, pagsakit sa ulo, pag-ka-wala usahay sa regla, pag-ka-saputon, depresyon, pag-ka-hadlok, pag-kakapoy ug pagkubos sa gana sa pakig-hilawas, problema sa sirkulasyon sa dugo ug sa tiyan ug tinae.

8. Nganong adunay flavor ang condom?

Adunay flavor ang condom aron adunay fun diha sa pag-gamit niini. Ug usab tungod kay gina-gamit kani sa uban nga naga-oral sex aron maayo ang ilahang matilawan.

9 Mabuntis ba akong misis nga nakipag-sex ko sa iyaha, tulo ka adlaw human siya nag-inom ug pills? Nag-sugod siya ug inom pagkahuman sa iyang regla. Don-don.

Dili pasabot nga kung nag-inom ang usa ka babaye ug pills, safe na siya ug di na gayud siya mamabdos, ilabi na kung primero pa ni niyang kahigayunan ang pag-tumar sa maong pills. Sa primerong pag-inom sa pills, kinahanglan nga i-preparar una niani ang matris ug ang obaryo sa babaye. Ug nanginahanglan kini ug mga 10 hangtud 14 ka adlaw human sa pag-inom sa pills nga ma-stabilize ang reproductive system sa usa ka babaye.

10. Ang ligate ba maka-manyak sa usa ka babaye?

Dili.

11. Ang akong gigamit DEPO. Kung dili na ko mag-pa-injection, mabuntis ba dayon ko?

Adunay pagka-delatar sa pag-balik sa pag-pangitlog sa usa ka babaye human kini mogamit ug DEPO, tungod kay kinahanglan ug panahon aron mapa-guwa ang tambal sa lawas ug mobalik ang pag-pangitlog. Ang tunga-tunga nga panahon nga mamabdos ang usa ka babaye, ana-a sa 9 ka bulan.

12. Na-ligate ko sa niaging onse ka tuig, nawala man ang akong gana sa sex? Side-effect ba kini sa ligation? O tungod ni sa kahago sa lawas?

Dili makawala ug gana sa sex ang ligation. Sa akong paminaw, tungod kini sa kahago sa imong lawas.

13. Dili ba makadaot kung mag-tumar ug pills kung mag-sex lang mo-tumar?

Dili maayo nga mo-tumar ka lang ug pills ug mag-sex lang kamo kay dili kini mo-siguro nga dili ka mamabdos.

14. Tinood ba nga maka-daut kining withdrawal sa babaye?

Makadaot kini kung dili maka-pugong ug ensakto ang lalaki ug makapaguwa kini siya sa atubangan sa puwerta sa babaye. Nianing pamaagiha, mamahimong mo-sangput kini sa wala gi-dahum nga pag-mabdos, kay mamahimong mo-langoy ang semilya didto sa kanal sa kinatawo sa babaye ug mo-adto didto sa tubo, hangtud nga ma-sakpan niya ang itlog sa babaye.

15. Maka-minor ba sa gana sa babaye kung siya adunay IUD?

   Dili.

16. Nag-IUD akong misis, madaut ba siya kung gamitan nako siya sa akong finger?

   Dili kun ang imong kuko limpyo ug dili taas.

17. Safe ba ang sex 7 days usa mag-regla ug human sa regla?

   Dili.

18. Pila ang kahigayunan nga mamabdos si misis gamit ang withdrawal method?

   4-19%

19. Regular ko nga kada 28 ka adlaw nga mag-regla. Kanus-a man ang akong mga adlaw nga safe ko ug dili safe?

   Kung ikaw regular gayud subay sa 12 ka bulan nga pag-obserbar, mao kini ang pag-compute sa imong safe ug dili safe nga mga adlaw:

28 – 14 (constant o kanunay nga i-deduct) = 14 – 5 = 914 + 3 = 17
Nagpasabot kini nga dili ka safe sa ika-9 ngadto sa ika-17 ka adlaw sa imong cyle. Pananglitan, ang unang adlaw sa imong regla, Enero 1, ang ika-9 ka adlaw ngadto sa ika-17, mao ang Enero 9 ngadto sa Enero 17 usab. Guwa niining mga adlawa, safe ka na.

20. Pag moguwa na ang tamod sa unang round nga gi-withdraw, di na ba maka-buntis kung isulod na ug dili na i-withdraw sa ika-duha ug ika-tulo nga round? Francis

   Buntis kaayo.

21. Mabuntis ba ang babaye kung mangihi o mo-utong siya pagkahuman sa sex? Bong of Ecoland

   Oo, basta ba fertile siya.

22. Dili ba mabuntis ang babaye kung nagapa-suso kini?

   Ang babaye nga nagapa-suso, walo hangtud siyam lang gayud ka semana ang proteksyon nga ihatag niini nga dili mamabdos nga dili mogamit ug maskin unsa nga kontra pag-buntis. Labaw na niani, kinahanglan na gayud siya mogamit ug contraception – kay kun dili, daku gayud ang kahigayunan nga mamabdos gayud siya.

GYNECOLOGICAL PROBLEMS

1. Kung gamiton ko sa akong bana, magsakit ang akong kinatawo ug tulo ka adlaw usa mawala. Unsa man ni?

   Sa akong paminaw, tingali ug adunay kay inpeksiyon sa imong kinatawo o diha sa kuwelyo sa imong matris. Mao nga pakigkita gidayon sa imong doctor o OB-Gyne aron matan-aw ka ug tarong sa mas dali nga panahon.

2. Kada upat ko ka bulan mag-regla, ug usahay spotting lamang. Unsa man ni?

   Sa imong sitwasyon, ang akong paminaw tingali ug aduna kay problema sa imong obaryo. Pakig-kita gidayon sa imong doctor o OB-Gyne sa pinaka-sayu nga panahon.

3. Mga usa ka semana usa mo-abut akong regla, adunay mag-una nga spotting, ug sakit usab kaayo akong pus-on sa panahon sa akong regla. Unsa man ni?

   Ang akong huna-huna sa imong sitwasyon mao ang endometriosis. Usa kini ka kondisyon kun diin adunay mga kaunoran sa imong matris nga ni-turok sa laing parte sa imong reproductive system, susama sa tubo. Pakig-kita gidayon sa imong doctor o OB-Gyne sa pinaka-sayu nga panahon.

4. Ni-agi ko ug ectopic pregnancy, ug nakuha ang akong usa ka tubo, mamabdos pa kaha ko ug balik? Di na ba ma-ectopic ug balik?

   Sa mga babaye nga niagi ug ectopic pregnancy, 40% niani ang dili na mamabdos, ug 60% ang mamabdos ug balik. Ug sa 60% nga mo-mabdos, 12% niani ang ma-ectopic na usab ug balik, ug 15% ngadto sa 20% ma-kuha ra ug iyaha.

5. Kung ang babaye adunay myoma, maka-anak pa ba?

   Mamahimo gihapon nga mamabdos ang babaye maskin adunay myoma kung ang myoma wala mo-bara sa normal nga pag-travel diha sa tubo o pag-implant sa fertilized nga ovum.

6. Kung matanggal ang usa ka obaryo, aduna pa bay pag-asa nga maka-anak? Evelyn

   Aduna pa.

7. Ang akong misis gi-kuhaan na ug matris. Ganahan pa ba gihapon kaha siya?

   Nganong dili man. Siguro adunay mga psychological impact kanang operasyona sa iyaha, apan, sa mga pag-tuon, ang mga babaye nga gi-kuhaan ug matris, wala mawala ang ilang gana sa pakig-hilawas. Inay, usahay, mas mo-dugang pa, tungod kay wala na silay kahadlukan nga mamabdos pa.

HOMOSEXUALITY

1. Dili ba dautan kung kanunay mag-pa-gamit sa bayot?

   Ang kanunay nga pag-pagamit sa bayot dautan lamang kun kini dili nimo gusto ug napugos ka lamang, kay dako kini ug hapak sa imoha psychologically ug sa imong emosyon. Apan kung gusto nimo, nan walay problema. Ang ako lamang nga suhestiyon, siguro-a baya nga walay sakit ang imong ka-partner nga bayot ug kun dili ka sigurado, himo-a gayud nga naga-practice mo ug safe sex, aron wala kay angay nga kahadlukan sa unahan.

2. Di ba maka-daut kung i-oral sex ka sa usa ka bading? Dili ba makadaot kung tunlon ang semilya? Ben Hour of Tubay, Agusan del Norte.

   Dili makadaut kung i-oral sex ka sa usa ka bading basta kini gi-uyonan nimo ug wala maskin usa kaninyo ang adunay sexually transmiited infections. Ang pagtulon sa semilya dili makadaut kon usab walay sakit ang matag usa kaninyo sama sa STIs, AIDS, hepatitis, ilabi na sa gigikanan sa semilya. Apan ug di ka sigurado, mas maayong likayan nimo ang maong buluhaton.

3. Unsa man ang mga style sa mga bakla sa ilahang mga male partners? Yam

   Ang mga kasagaran nga style sa mga bakla sa ilahang mga male partners mao ang oral sex ug ang anal sex.

4. Minyo na ko, apan wala na koy gana sa akong misis o babaye. Ang akong gusto karon, lalaki na. Unsa man ni?

   Ang pagka-bayot usahay mogawa sa usa ka tawo nga nagka-idad na kini siya ug iya na gayud nga na-tino ang iyang gusto sa iyang pagka-tawo. Dako gayud ang kahigayunan nga bayot ka na gayud, kung dili man bisexual o silahis – kung pananglitan, na-a pa kay bati-on nga gana sa babaye.

   Ang akong sugyot mao nga magpakatinood ka sa imong kaugalingon – tungod kay walay lain nga mag-antus niana, kung di ikaw lamang.

5. Ang akong bana bayot. Aduna kami mga anak. Gi-ingnan ko niya nga maskin nikompisal siya sa ako nga bayot siya, mahal gihapon ko niya ug gusto siya nga magpabilin mi sa among kaminyoon, apan di na siya makahimo ug pisikal nga contact kanako. Gusto ko nga mo-tuo nga mag-puyo kami hangtud sa hangtud. Mahal gihapon nako siya, ug ang pakighilawas dili na kaayo importante sa ako. Apan dili gayud nako mawala ang kahadlok nga mamahimo nga biyaan niya ako ug ang among mga anak sa panahon nga maka-gradwar na kini sila. Kanunay nami karon nga mag-away, ug nag-sugod na nga mo-apekto kani sa among mga anak. Ni-ingon siya nga dili siya interesado nga mangita ug laing relasyon ug ibutang kini sa kilid. Unsa-on man ni nako?

   Ang pag-pangita ug tambag gikinahanglan kaayo nimo, ug kinahanglan nga diretsuhon nimo ang imong bana mahitungod sa imong gibati nga kasuko ug pag-luib. Sa akong paminaw nga gusto gihapon niya nga mag-pa-bilin mo nga ma-nag-uban, nagpasabot lamang kani nga dili pa siya andam modawat sa kamatuoran. Ug ang pagpadayon nga panag-uban nga daw walay nahitabo, dili gayud katuhuan. Inay, sa pag-laum nga mag-puyo kamo hangtud sa hangtud, pag-sugod ug pag-ugmad ug labaw nga seguridad alang sa imong kaugalingon ug ang dili ang pagsalig maskin kinsa. Ang imong pagpaningkamot ug pag-tuo nga dili siya maki-pag-relasyon sa uban mamahimong mag-tulak kanimo sa tumoy sa pang-pang kay kini baliktad gayud sa tinood nga nahitabo. Tungod kay naka-ila na gayud siya sa iyang kaugalingon karon, dako kaayo ang kahigayunan nga mo-sulay na siya sa iyang gibati alang sa tawo nga ana-a siyay kaibog. Kaysa maki-pag-away ka kaniya, ibutang ang imong kusog sa paghimo ug plano alang sa imong kaugalingon uban ang imong pamilya ug mga amiga, aron makakuha ka ug suporta nga imong gikinahanglan nianing lisud nga panahon.

INFERTILITY

1. Gusto nakong sundan ang among anak, apan 41 anyos na ang akong misis. Ang akong pangutana, manganak pa ba kaha siya kay na-cesarean siya niadto?

Ang usa ka babaye hangtud nga wala pa kini nag-menopause mamahimo gihapong mamabdos, cesarean man o di ang niagi niyang pagpanganak. Apan angay nato nga mahibaw-an nga samtang nagka-dako ang idad sa usa ka babaye, nagka-ubos usab ang kahigayunan nga siya makabaton ug anak.

2. Tinood ba nga ang bayook maka-cause ug pagka-baog?

Tinood kini kun ang usa ka batang lalaki nataptan sa maong bayook samtang nagpadulong kini sa pag-ulitawo. Mao nga importante gayud nga dili tugutan nga kanunay nga motaas ang hilanat niini. Ang paghatag ug paracetamol o aspirin kada upat ka oras makatabang gayud sa pagsugpo sa maong komplikasyon nga daku kaayong hapak unya sa iyang pagkalalaki.

3. Ngano man nga mabaog ang usa ka tawo?

Daghan ug rason nganong mabaog ang usa ka tawo. Sa mga kalalakin-an, mao kini ang mosunod:

Depektoso nga pag-ka-porma sa semilya

1.) Problema sa endocrine system:
   a. daut sa:
      i. hypothalamus
      ii. pituitary
      iii. adrenals
      iv. thyroid
   b. sakit susama sa:
      i. diabetes mellitus
      ii. celiac disease
      iii. nipalya nga renyon

2.) Problema sa itlog:
   c. pagka-daut pina-agi sa aksidente
   d. Pag-ka-expose sa init kaayo sa dugay nga panahon
      i. congenital – gikan pag-ka-tawo (hydrocele, wala na-na-ug nga itlog)
      ii. tungod sa trabaho (long-distance nga drayber, ug uban pa)
      iii. na-kuha (huot nga pananina, Varicose sa itlog)

3.) Depektoso nga pag-lawig sa semilya

1.) Barado o walay mga seminal ducts o agi-anan sa semilya, tungod sa:
   a. inpeksyon
   b. anomaliya gikan sa pagka-bata pa

13

c. aksidente

2.) Dili maayo nga secretions gikan sa prostate o seminal vesicles, tungod sa:
a. inpeksyon
b. mga problema sa metabolism

Ug ang laing mga hinungdan mao ang mosunod:
a. Kulang sa hormones
b. Komplikasyon sa bayook nga nakuha samtang bata pa
c. Druga – sama sa marijuana ug cocaine
e. Grabe nga pag-panigarilyo
f. Sobra nga pag-inum ug bino
g. Sige ug pagkaligo sa init nga tubig ug pag-adto sa sauna
h. Kanser sa itlog
i. Antibodies sa semilya
j. Exposure sa mga pesticide

4.) Dili magawasan diha sa kinatawo sa babaye

a. Psychosexual nga mga problema ug tungod sa tambal (alang sa alta presyon, steroids nga gina-inject niadtong naga-body-building, alang sa kanser):
    i. Dili mogahi (erectile dysfunction)
    ii. Dali magawasan (premature ejaculation)
b. Pisikal nga anomaliya:
    i. Hypospadia
    ii. Epispadia
    iii. Dili mahimo nga maka-ejaculate (susama sa retrograde ejaculation – na tu-a na hinoon niguwa sa pantog, inay sa kinatawo sa babaye)

Sa mga kababainhan, mamahimong ang mga mosunod ang mga rason ngano nga dili kini siya maka-anak:

1.) Mga tambal, ilabi na sa kanser
2.) Endometriosis – mga selula nga susama sa naglinya sa matris nga nitubo guwa sa matris
3.) Problema sa matris – susama sa myoma
4.) Problema sa obaryo
5.) Problema sa tubo
6.) Mokalaban nga mucus (morag jelly) sa kuwelyo sa matris sa semilya
7.) Dili maayo nga chromosomes, ug kini makit-an sa mga nagka-idad na nga mga kababainhan
8.) Komplikasyon sa inpeksyon sa STIs
9.) Sobra nga katambok
10.) Problema sa endocrine system susama sa toxic goiter
11.) Wala nahibaw-i nga rason
12.) Tensyon

4. Lisud ba maka-anak ng adunay toxic goiter?

Oo, tungod kay aduna kini kahilambigitan sa pag-guwa sa itlog sa obaryo sa babae – magkagamay ang kahigayunan nga ang usa ka babaye mangitlog.

5. Maskin ba tambok ang babaye mamabdos ba?

Puwede gihapon. Apan mas gamay ang kahigayunan, tungod kay ang mga babaye nga tambok dili kaayo kini mangitlog kung ikumpara sa mga babaye nga ensakto lamang ang timbang.

6. Dili ba mabuntis ang babaye kung ang motility sa sperm sa lalaki, 30% lang?

Dili. Kinahanglan nga 50% ang motility niini.

MASTURBATION

1. Dili ba sala ang magsige ug masturbate?

   Ang bibliya ilabi na sa bag-ong kasuwatan hilom mahitungod niining masturbation ug wala kini gi-asoy nga sala ang maong butang.

2. Ok lang ba kung lotion o shampoo ang gamiton para ma-lubricate ang penis pagmasturbate? John of Buhangin.

   Ayaw gamita ang shampoo o maskin unsang sabon tungod kay maka-uga kani sa panit ug mamahimong maka-iritar kini ilabi na sa panahon sa masturbation. Ok ang maskin unsang lotion, baby oil o ubang mga pangpadanglug sama sa KY jelly.

3. Masturbation ba ang tawag kung mag-orgasm ko maskin dili gina-rub ang akong kinatawo? Ang ako, ginata-as lang nako ang akong tiil up and down. Ginahimo ni nako maskin bata pa ko.

   Ang orgasm dili lamang kini makab-ot sa pag-rub sa kinatawo. Atong angay nga mahibaw-an nga ang tibook lawas sa usa ka tawo, mamahimong mohatag ug orgasm nga susama o sobra pa ang kakusgon sa orgasm nga makuha diha sa kinatawo. Kana kinahanglan lamang nga pangita-on kini diha sa imong lawas. Ug ikaw lamang ang masayud niini inag mangita naka. Mao nga masturbation gihapon ang tawag maskin dili ang imong kinatawo ang imong ginahapuhap, basta ba kini maghatud kanimo sa tumang kalipay. Sa akong huna-huna sa imong pag-taas sa imong tiil taas ug ubos, mamahimo nianing masaghiran ang imong kinatawo ug kini mag-hatud ug mga mensahe diha sa imong utok ug mopa-silaub sa imong gibati.

4. Makadaot ba ang sige ug masturbate?

   Ang pag-kanunay ug masturbate makadaut lamang ug dili ka nagagamit ug pangpadanglug samtang ginabuhat ni nimo kay tingali unya ug mahilos o ma-iritar ang imong kinatawo nga maoy maghatud unya kanimo sa inpeksyon. Importante nga di ka mogamit ang mga butang nga mag-pasamut sa kauga niini sama sa sabon o alcohol.

5. Aduna bay side-effect ang masturbation sa babae?

   Ang masturbation sa babae man o sa lalaki walay side-effect – inay, maghatud kani ug pagkawagtang sa stress, sa kakapoy ug adunay mga pag-tuon nga nag-ingon nga ang mga tawo nga naga-masturbate mas maayo sila nga moatubang sa isig katawo ug mas malipayon sila, kaysa niadtong wala naga-masturbate.

6. Tinood ba nga ang babae naga-masturbate? Ug unsa-on man kini pag-buhat? Tricia.

   Tinood nga ang babae naga-masturbate. Ang babae naga-masturbate pina-agi sa pag-hikap sa mga parte sa iyang lawas nga makapa-init kaniya – depende kini sa babae, mahimo kini nga iyahang baba, dalunggan, totoy, kinatawo o uban pang parte sa iyang lawas nga

16

magpa-silaub kaniya. Ug siya lamang ang makahibalo kun unsa-on kini pag-hikap – hinay-hinay, pas-pas o pinakusi o unsa man ang iyang gusto nga estilo.

Mao nga unang buhaton nimo mao ang pag-hikap sa imong tibook lawas ug pangita-a ang lugar sa imong lawas nga mag-pa-init kanimo ug kun makit-an na kini nimo hikapa kini sa estilo nga imong gusto – hangtud nga mohatud kani kanimo sa tumang kalipay.

7. Di ba dautan kung mag-masturbate kaduha o katulo sa usa ka adlaw?

Dili dautan ang mag-masturbate maskin pila ka beses sa usa ka adlaw, basta dili na kini nisobra sa kaya sa nagahimo niini. Ug basta insakto ug kaon ug tulog, nan wala kay angay nga kahadlukan. Dili lamang kini ginasugyot niadtong mga lalaki nga ubos ang semilya ug nangandoy nga makabaton ug anak.

8. 46 akong idad, dalaga, ug gusto ko nga maminyo ug kano. Nisulay ako ug masturbation, apan pakyas ako nga ma-abut ang orgasm. Mamahimo ba nakong matagaan ug kalipay akong mamahimong bana?

Wala ka siguro ka-abut sa orgasm tungod kay dili pa preparado ang imong kaugalingon psychologically mahitungod sa masturbation.

Ang akong pahimanglo mao ang pag-pangita usa diha sa imong lawas sa mga puntos nga makapa-init gayud kanimo.

Ikaduha, sulayi ang ginatawag ug breathing orgasm. Kini ang pag-kab-ot sa orgasm sa ginhawa lamang. Ang imong buhaton mao ang pag-higda nga relaks tanan ang imong gibati ug mga kaunoran diha sa sulod sa imong lawak. Ug paningkamuti nga walay maka-balda kanimo ning imong pagabuhaton. Hinay-hinay ug ginhawa ug lalom, ug idu-ot ang imong hangin nga na-ginhawa diha sa imong dughan. Ipaguwa kini ug hinay-hinay. Unya, ginhawa na usab ug ipa-abut ang sunod nga imong gi-ginhawa nga hangin diha sa imong tiyan. Ug hinay-hinay, ipaguwa ang maong hangin. Ug balik na usab ug ginhawa ug ipasulod ang hangin ug ipa-duot ngadto sa imong bat-ang, ngadto sa imong kinatawo. Ug hinay-hinay nga mabati nimo ang enerhiya nga nisulod diha sa imong kinatawo – ug mamahimong maghatud kani kanimo ug kagilok ug kainit nga maghatud unya kanimo sa tumang kalipay.

Walay duda nga matagaan nimo ug kalipay ang imong mamahimong bana, basta ba kahibalo ka ug unsay iyang mga gusto ug dili gusto. Ug usab sa inyong relasyon, adunay pag-sinabtanay, pag-respetohanay ug pag-minahalay.

9. Mag-masturbate ba gihapon ang babaye bisag dalaga pa kini ug maskin wala pa katilaw ug sex?

Oo.

10. Nganong ga-masturbate gihapon ang akong misis. Pila ka beses mag-masturbate ang usa ka babaye? Pila ang idad nga mag-sugod? Pareho ba sa lalaki?

Kitang tanan sexual beings gikan sa pag-katawo hangtud nga pagka-matay, mao nga hangtud karon, walay duda nga mag-masturbate gihapon ang imong misis.

Kung kapila mag-masturbate ang usa ka babaye depende kana kaniya ug sa iyang kaya.

Kung kanus-a mag-sugod ang pag-masturbate sa mga kababainhan naga-depende kana sa usa ka babaye. Kung sayo nga maigo o masabdan ang iyang mani-mani (kay nag-saka-saka kini sa kahoy o nag-bike-bike) ug maayo ang iyang pamati niini, sayu usab mag-sugod ang iyang pag-masturbate. Apan nianing mga panahuna, dili sexual ang kahilambigitan niini, kundi kama-ayo sa sensasyon o pamati.

Sa pag-masturbate, kasagaran, mas sayu ang mga lalaki kung ikumpara sa mga kababainhan.

11. Kung dili ba mag-masturbate sulod sa usa ka bulan o tuig, tinood ba nga maka-daot o maka-baog? Alan Albarico, Kiblawan, Davao del Sur

Dili tinood.

12. Maskin na-a na koy misis, hilig gihapon nako ang pag-masturbate. Unsay maayong buhaton aron malikayan nako ang pag-masturbate?

Dili ka abnormal nga mag-hilig lang gihapon mag-masturbate maskin kung aduna ka nay misis. Ug dili usab nga kinahanglan gayud ni nimo undangon kay kining buhata maka-ayo sa imong prostate ug makawala usab sa tensiyon. Apan kung gusto gayud ni nimong likayan, nan ayaw pag tan-aw ug mga butang nga maka-aghat sa imong pagkalalaki susama sa guapa o seksi nga babaye, ug kun makakita ka man, ibalhin sa lain ang imong mga huna-huna. Kana ug kaya nimo nga pug-ngan ang kamatuoran sa imong pagka-tawo ug di ka maglilong dinhi.

13. Ang akong bana seaman, gi-mingaw na kaayo ko niya. Unsa ang akong buhaton, maski wala akong bana?

Naka-sabot ako sa imong gibati. Ang akong sugyot kanimo, mamahimo ka nga mag-masturbate, kaysa magpakasala ka uban sa laing lalaki, aron matambalan ang imong kauhaw.

14. Biyuda ako ug 37 anyos ug walay anak. Nagdula ako gamit ang talong, di ba dautan?

Basta maskin unsa nga imong ibutang diha sa sulod sa imong kinatawo limpyo ug dili madugmok, ok lang.

15. Mahutdan ka ba ug semilya kung kanunay ka naga-masturbate?

Dili. Ang lawas mogama ug semilya ug balik – apan ang moguwa nga semilya kanimo mas bata kaysa na-andan.

16. Makapayat ba ang sige ug masturbate?

Oo, ug dili ka mo-kaon ug matulog ug maayo ug sige na lang ka ug masturbate.

17. Makasapyot ba ang sige ug masturbate?

Dili.

18. Kung kanunay ka ba mag-masturbate, modaku ba ang imong kinatawo?

Modako, apan sa panahon lang nga nag-masturbate ka – pagkahuman balik na usab sa iyang kinaiyahan.

ORGASM

1. Ma-abut nako ang orgasm, pero walay mogawas nga semilya o seminal fluid. Unsa man ni?

   Kung na-abot nimo ang orgasm pero walay mogawas nga semilya o seminal fluid gikan kanimo, ang akong suspetsa tingali baya ug aduna kay leak o agas diha sa imong pantog – mao nga sa panahon nga magawasan ka, dili Makita sa gawas, tungod kay nibuhagay kini didto sa sulod sa imong pantog. Ang akong sugyot, pakigkita gidayon sa imong doctor aron mahatagan ka ug maayong pagtagad.

2. Pila ka orgasm ang ma-abut sa usa ka babaye sa panahon sa pakighilawas?

   Ang orgasm mamahimong maabut o dili sa babaye sa panahon sa pakighilawas. Ug kun maabut man kani, puwede usa, puwede duha, tulo o sobra pa – walay limitasyon!

3. Dugay kaayo ko nga mag-orgasm. Ug kun mag-orgasm man ko, mo-uban pud ug sakit akong ulo ug mahutdan ko sa akong ginhawa. Ngano man ni?

   Ang pag-gahi sa kinatawo naghilambigit kini sa pag-guwa sa nitric acid. Ug kining nitric acid mamahimong mosangput sa sakit sa ulo. Mao kini ang hinungdan nga mo-sakit ang imong ulo. Mamahimo usab nga nahutdan ka ug igong enerhiya tungod sa kadugay nimo nga magawasan. Ang pagkahurot sa pagkaon sa imong utok, sama sa glucose nga gigamit sa imong gibuhat makapasakit usab sa imong ulo.

   Sa pagka-hurot sa imong ginhawa, akong isugyot nga makig-kita ka gidayon sa imong doctor tungod kay tingali baya ug aduna kay problema sa imong kasing-kasing.

4. Nganong usahay kadaghan ko mag-orgasm? Usahay kausa lang. Ngano man ni?

   Sama sa usa ka painter ang pag-kab-ot sa orgasm. Usahay daghan kaayong imahinasyon ang moguwa sa painter, usahay usa lamang, usahay wala gayud.

   Apan adunay mga ehersisyo nga mamahimo nimong buhaton aron mas dali alang kanimo ang pag-kab-ot ug daghanan ug mas kusgan nga orgasm.

5. Pila ka beses nga mosulod ug moguwa ang kinatawo sa usa ka lalaki usa magawasan ang babaye?

   Depende kana sa babaye. Walay ensakto nga balaud o kadaghanon nga mosulod o moguwa ang kinatawo sa lalaki usa magawasan ang usa ka babaye.

6. Nganong dugay man kaayo ko magawasan maskin ug mo-concentrate nako?

   Sa pag-kab-ot sa orgasm, ayaw gayud ug huna-huna-a o pag-concentrate nga magawasan ka. Ayaw pag-aim. Pag-relaks lamang ug pamati-a lamang ang mga sensasyon ug kainit nga imong mabati diha sa panahon nga ana-a ka sa kiliran sa imong kapikas sa imong kinabuhi – ang iyang mga hapuhap, ang mga halok ang iyang mga gihimo kanimo. Ug dili lang nimo damhon, makab-ot ra gayud ka sa imong gusto nga makab-ot.

7. Asa dali mag-orgasm ang babaye sa iyang mani-mani o sa bangag sa iyang kinatawo?

Mas dali mag-orgasm ang kadaghanan sa mga kababainhan sa ilang mani-mani kung ikumpara sa bangag sa ilang kinatawo, tungod kay mas daghan kini ug mga kaugatan, kung ikumpara sa naulahi.

MULTIPLE ORGASM

1. Multiple Orgasm, a fact or myth? How can one achieve multiple orgasm? Ninghangyo na ang akong bana paunahon ko niya, dili man gyud dok, gilok naman hinuon.

   It's a fact. Apan hibaw-i nga ang pagkab-ot ug multiple orgasm susama kini sa pintor nga usahay daghan ang mo-abot sa imahinasyon, usahay usab wala.

   Apan mamahimo kining makab-ot kun mo-pa-ilalom ka sa mga ehersisyo nga akong pagahisgutan:

   Start and stop technique – mao kini ang pag-undang ug hapit ka na, ug pag-balik na usab sa pag-pagana kun mawala na kini, ug pag-undang na usab ug hapit na, dayon pag-pagana kun mawala na usab ang gana, hangtud nga dili na kini makaya ug diha na kini i-release. Kining ehersisyoha makapahimo gayud sa imong orgasm inag abot nga kusog ug pilo-piloan.

   Labaw sa tanan, hinumdumi nga ang usa ka tawo mamahimong maka-kab-ot ug orgasm pina-agi sa pag-relaks ug dili pag-punting nga ma-abot kini. Kay kung mas ka mo-focus nga ma-abot kini, mas labaw nga dili ni nimo makab-ot. Mao nga relaks lang ug tagam-tama ang pleasure nga imong madawat ug makuha gikan sa pag-hikap ug pag-romansa sa imong bana kanimo. Ug usa pa nimo mahibalo-an, to-a na, makab-ot na kini nimo - mamahimong dili lamang maka-usa, maka-daghan pa.

2. Paano malalaman na nilabasan na ang babae? JR of Samal

   Adunay ginatawag ug universal signs sa orgasm. Apan mmahimong dili kining tanan makita sa babaye – mamahimong usa o duha lamang sa mga mosunod:

   - Pag-pas-pas sa ginhawa
   - Pag-tindog sa suso
   - Mora ug adunay nibuto nga ligid
   - Pag-panglagum sa aping-aping sa kinatawo
   - Pag-dako sa aping-aping sa kinatawo
   - Pag-kulo sa mga tudlo sa kamot ug sa tiil
   - Pag-giling sa bat-ang niini

ORAL SEX

1) Unsa ang oral sex?

Ang oral sex usa ka matang sa pakighilawas gamit ang baba ug dila diha sa kinatawo sa usa ka tawo – mamahimong himoon sa babae o sa lalaki.

2) Nganong lami-an man ang babaye kung i-oral sex, ilabi na sa iyang mani-mani?

Depende sa babaye – kay adunay mga babaye nga ganahan niana, aduna usab nga dili ganahan. Ug nganong ganahan ang uban? Tungod kay ang mani-mani sa usa ka babaye, puno kini sa mga kaugatan, ug kun kini ang ma-stimulate mag-hatud kini ug kalibu-liboan nga boltahe sa kainit ug kagana didto sa iyang huna-huna ug maoy mag-hatud sa iyaha sa kainit ug kalipay diha sa pagkab-ot niya sa gusto niya nga ma-abot.

3) Dili ba makadaot sa ginhawa-an kung ipa-guwa sa baba ang semilya?

Depende kana. Adunay mga tawo nga ok lamang kanila ang baho ug tilaw sa semilya, ug walay epekto sa ilang ginhawa-an. Apan adunay dili kaayo gusto ang baho ug tilaw sa semilya, mao nga bati-on sila ug pag-luod sa ilang ginhawa, ug mamahimo kining mosangput sa pagsuka- suka.

4) Unsa may mas maayo, oral sex o pakighilawas kinatawo sa kinatawo?

Depende kana ug unsa ang imong gusto. Ikaw lamang ang maka-tubag ug unsa ang imong gusto. Ang matag tawo lain-lain. Mamahimo nga ang gusto ni Juan, dili usab nimo gusto. Mao nga ikaw gayud ang maka-tubag niana.

5) Dili ba makabuntis ang makatulon ug semilya?

Dili.

6) Unsa may maayong pamaagi sa pag-oral sex nga ma-satisfy akong mister? Helen.

Daghang pamaagi. Apan ang una nga balaod niini – kinahanglan nga kahibalo ka ug unsa ang gusto ni mister nga buhaton nimo kaniya sa panahon sa oral sex. Ani-a ang mga mamahimo nimong buhaton: *Importante usab nga wala gayuy sakit nga STIs, AIDS o hepatitis ang imong himo-an niini.*

Pag-gamit ug ice cubes. Ibutang kini sa sulod sa imong baba, samtang naga-oral sex ka. Pina-agi niini, dili dayon makapaguwa si mister, tungod kay ma-kontra kini sa kabugnaw sa ice. Apan, mag-padayon nga naga-tindog ang iyang kinatawo tungod sa kainit sa imong gihimo kaniya.

Ayaw dayon diretso sa punto sa iyang kinatawo nga init kaayo alang kaniya. Mao nga isugyot gayud nako ang pag-ila sa lawas ug kinatawo ni mister. Mamahimo ka nga mo-explore kaniya, ug pa-graduhi kaniya ang intensidad sa iyang paminaw kun ma-igo nimo ang matag parte sa iyang lawas ug kinatawo. Ang pinaka-init alang kaniya, pa-graduhi kini sa iyaha ug 3, ug kun wala gayud, 0. Karon nga nakahibalo ka na kaniya, adto ka mo-una

23

ug stimulate sa imong dila sa parte nga ang grado 1, ug didto ka motapos sa gi-graduhan niya ug 3.

Ug sa mga pag-tuon, adunay mga parte sa lalaki nga maghatud kaniya sa libu-liboan nga boltahe kung taga-an kini nimo ug tumang atensiyon. Apan wala ako nag-ingon nga tinood usab kani sa imong partner. Tan-awa lamang ug sulay kung ma-turn-on ba siya niini gamit ang imong dila ug baba– ani-a ang mga mosunod:

Frenulum – kini ana-a sa ilalom sa may ulo nga bahin – susama kini sa hitsura sa ilalom sa dila.

Perineum – kini ana-a taliwala sa agi-anan sa hugaw ug sa itlog.

G-spot – ana-a kini sa ilalum sa agi-anan sa hugaw, ug mora kini ug kadako ug gisantes, humok ug daw espongha ang pamati niini.

Pag-gamit ug mga flavors o pagkaon, susama sa mga tsokolate nga syrup, icing sa cake, duga sa lemon ug ipahid kini sa iyang kinatawo. Ug hutda kini diha.

Kun dili nimo kaya nga isulod ang iyang kinatawo sa imong baba, labi na ug taas-taas ang iyang kinatawo, guniti nga daw kopa ang tumoy nga bahin sa iyang kinatawo gamit ang imong duha ka kamot. (Ang usa ka kamot naga-kopa sa taas nga bahin, samtang ang usa ka kamot naga-kopa usab sa sunod nga bahin sa kinatawo) Samtang ginahimo ni nimo, ayaw kaayo hugta, ug daw ginamasahe kani nimo nga morag gina-liso-liso. Ug diha sa tumoy mamahimo nimong isumpay ang imong baba ug gamiton nimo ang imong dila sa pag-stimulate niining tumoy sa iyang kinatawo.

Sa pag-gamit sa imong dila, isipa kini nga mora ug lollipop o ice cream. Hinay-hinay primero ug magka-kusog kadugayan. Ayaw ug ikanunay ang rhythm ug ang speed. Ilahi-lahi gayud. Mamahimo ni nimong ipalingin-lingin, back and forth, ug uban pang stroke nga imong mahuna-huna-an.

Ayaw gamita ang imong ngipon, kay maka-daut kini. Ibutang kini sa taliwala sa imong baba.

Pangutan-a si mister, ug unsang klase ang gusto niya nga himoon nimo sa oral sex diha kaniya - kini ba, ang pagsulod sa iyang kinatawo sa imong baba? O tumoy lang? O halukan lamang kini? O morag ni-lollipop? O daw kit-kit, apan dili gamit ang imong mga ngipon?

Ayaw usab kalimti ang pag-stimulate sa iyang itlog. Puwede nimo nga gamiton ang imong dila, o masahe-on kini nimo, samtang ka naga-gamit sa imong dila sa laing bahin sa iyang kinatawo.

Lahi-lahi-a gayud ang imong technique: Sulayi kini:

Strumming- Mao kani ang pag-gamit sa imong dila sa iyang frenulum sa paspas ug sunod-sunod nga pama-agi, nga daw nag-gitara ka.

Hummer- Mao kini ang pag-hugong ug mga tingog ug pag-himo ug mga pag-uyog nga daw ginasuyop nimo ang kinatawo

Sulayi kining kombinasyona:

- Pataas ug paubos nga stroke sa lawas sa iyang kinatawo gamit ang imong kamot nga imong gi-sumpay sa imong baba, nga mamahimo usab nimo nga i-lusi kini samtang naga-himo ka ug pataas ug paubos nga estruk. Ang imong dila maghimo ug kusog nga atras – abante nga estrok diha sa may frenulum (kanang morag "V" ang porma sa likod sa ulo sa kinatawo, nga kadaghanan sa mga lalaki sensitibo kaayo nianing dapita). Karon, puwede nimong idugang ang imong usa ka kamot nga walay gamit aron pag-himo ug mga sensasyon sa laing bahin sa iyang lawas, susama sa pag-hinay ug scratch sa iyang mga itlog, humok ug pa-lingin-lingin nga estruk diha sa iyang perineum ug uban pa nga puwede nimong mabuhat nga magustuhan niya.

7) Ang akong misis, hilig ug oral sex. Ngano man ni?

Matag usa kanato lain-lain – nagpasabot usab na, nga lain-lain pud ta ug gusto ug dili gusto. Sa imong misis, gusto na niya ang oral sex, tingali kay mao kani ang makalipay kaniya – tingali sa panahon niini, maigo ang mga parte sa iyang lawas nga maka-pa-init gayud kaniya, sama sa iyang mani-mani. Hinumdumi nga kadaghanan sa mga babaye makakab-ot ug orgasm sa pag-stimulate sa mani-mani kaysa sa pakighilawas gayud tungod kay ang mani-mani ang tinubdan sa pag-ka-init sa usa ka babaye, dili ang iyang kinatawo.

8) Gina-oral sex ko sa akong bana, dili ba ko ma-maniac niani?

Dili maka-maniac ang oral sex.

9) Unsa-on pag-satisfy si misis sa oral sex?

Daghang pamaagi. Apan ang una nga balaod niini – kinahanglan nga kahibalo ka ug unsa ang gusto ni misis nga buhaton nimo kaniya sa panahon sa oral sex. Ani-a ang mga mamahimo nimong buhaton: *Importante usab nga wala gayuy sakit nga STIs, AIDS o hepatitis ang imong himo-an niini.*

Ayaw dayon diretso sa punto sa iyang kinatawo nga init kaayo alang kaniya. Mao nga isugyot gayud nako ang pag-ila sa lawas ug kinatawo ni misis. Mamahimo ka nga mo-explore kaniya, ug imadyina nga ang iyang kinatawo daw nawong sa relo. Ang 12'00 nga posisyon ma-o ang pinaka-taas, ug isubay ang uban sama sa posisyon sa nawong sa relo. Pa-graduhi kaniya ang intensidad sa iyang paminaw kun ma-igo nimo ang matag parte sa iyang lawas ug kinatawo. Ang pinaka-init alang kaniya, pa-graduhi kini sa iyaha ug 3, ug kun wala gayud, 0. Karon nga nakahibalo ka na kaniya, adto ka mo-una ug stimulate sa imong dila sa parte nga ang grado 1, ug didto ka motapos sa gi-graduhan niya ug 3.

Lain-laina gayud ang sistema sa pag-gamit sa imong dila sa iyang kinatawo. Ayaw isusama ang rhythm ug ang speed.

Himo-a ang butterfly kiss. Nianing pama-agiha, imong ibukhad ang gawas nga aping sa iyang kinatawo pina-agi sa imong mga tudlo, ang kumagko ug sunod nga tudlo. Dayon, ig-a sa imong dila ang sulod nga aping sa iyang kinatawo. Himo-a kini nga hinay ug morag ni-tugpa-tugpa lamang una sa mga parte nga 1 ang iyang grado, ug i-ulahi ang 3 ang iyang gi-grado. Lain-laina ang kapaspason. Puwede nga hinay una, unya paspas na. O, ga-an kaayo, unya kusog na.

Mastera ang pag-pa-himong kusgan sa imong dila pina-agi sa tongue kung fu. O pag-ehersisyo sa imong dila aron himoon kining labing kusgan. Apan kinahanglan nga himoon kini upat ngadto sa unom ka bulan aron makakita ug ensaktong epekto.

I-tuklod ang usa ka prutas, susama sa mansanas o orange gamit lamang ang imong dila. Mas maayo kung kini gi-bitay. Itulak kini gikan sa wala ug sa tuo – nga daw susama ug gi-sagpa nimo ang maong prutas gamit ang imong dila. Himo-a kini mga 10-15 ka beses, kaduha sa usa ka adlaw. *Kining aksyona mamahimo kini nimong magamit sa pag-stimulate sa mga aping sa kinatawo ni misis ug sa iyang tiyan.*

I-tuklod na usab ang maong prutas (mas maayo kung kini gi-bitay) gamit ang maong dila gikan sa atubangan ug himo-a nga daw na-a kay gi-bangagan gamit ang imong dila. Himo-a kini mga 10-15 ka beses, kaduha sa usa ka adlaw. *Mamahimo kini nimong magamit kung i-sulod nimo ang imong dila sa iyang kinatawo, sa iyang G-spot, sa iyang mga suso ug dalunggan.*

Pag-gamit ug mga flavors o pagkaon, susama sa mga tsokolate nga syrup, icing sa cake, duga sa lemon ug ipahid kini sa iyang kinatawo. Ug hutda kini diha.

Sa pag-gamit sa imong dila, isipa kini nga mora ug lollipop o ice cream. Hinay-hinay primero ug magka-kusog kadugayan.

Ayaw gamita ang imong ngipon, kay maka-daut kini. Ibutang kini sa taliwala sa imong baba.

Pangutan-a si misis, ug unsang klase ang gusto niya nga himoon nimo sa oral sex diha kaniya - kini ba, ang pagsulod sa imong dila sa iyang kinatawo? O sa guwas lamang? O halukan lamang kini? O morag ni-lollipop? O daw kit-kit (apan dili gamit ang imong mga ngipon)?

Pangutan-a usab si misis, kung gusto ba niya nga isulod usab niya ang imong mga tudlo sa iyang kinatawo, samtang ka naga-himo ug oral sex kaniya. Kung mo-sugot siya niini, gamita ang imong dila sa iyang mani-mani ug isulod ang usa o duha sa imong tudlo sa iyang kinatawo. Mamahimo nimong i-stimulate ang iyang G-spot (kung na-a siya niini, kay dili tanang babaye adunay G-spot).

Mamahimo usab nga isulod nimo ang usa nimo ka tudlo sa iyang kinatawo ug ig-a ang iyang G-spot, ug ang lain nga tudlo sa agi-anan sa iyang hugaw (kay adunay mga babaye nga gusto niani – apan siguruha gayud nga naka-pa-guwa siya sa iyang hugaw usa kini buhaton). Kining buhata maoy maghangtud sa babaye sa ginatawag ug triple orgasm.

Minting – kini ang pag-gamit ug mga candy, bubble gum o maskin unsa nga minted pipila ka minuto usa mag-oral sex, aron mawala o mamaskarahan ang   laing baho o tilaw sa kinatawo sa usa ka babaye (kay adunay mga babaye nga na-ay gamay nga baho ug tilaw ang ilang kinatawo nga dili gusto sa ubang mga kalalakin-an)

Lahi-lahi-a gayud ang imong technique: Sulayi kini:

- Logging in - Mao kini ang pag-pasulod sa imong dila sa iyang kinatawo nga daw troso
- Suck a Straw - Imong i-suck ang iyang kinatawo, kauban sa imong pag-gamit ug dila
- niini nga kasagaran nimong ginabuhat.
- Roses-Kini ang pag-halok, pag-gamit sa imong dila ug pag- nibble sa tanang layers sa kinatawo sa babaye, ug pag-enjoy niini samtang ginabuhat kini, sa kada layer, susama sa pag-kutlo sa petals sa rosas nga bulak.
- Combi delight -Kini ang paghalok, pag-gamit sa imong dila ug pag-nibble sa iyang kinatawo gikan sa guwa, samtang imo nga ginasulod ang imong mga   tudlo (akong suhestiyon duha o tulo) pa-guwa ug pa-sulod sa iyang kinatawo

10) Ang akong misis dili mo-sugot kong i-oral sex nako siya. Unsa-on man nako siya pag-pa-sugot?

Ang una nimong himoon mao ang pag-eksplikar sa iyaha nganong gusto ni nimo buhaton sa iya. Kini ba pama-agi nimo sa imong pag-adore gayud kaniya? Pagmahal? O unsa kaha ang ana-a sa imong kasing-kasing ug huna-huna?

Ikaduha, pangutan-on nimo siya ngano nga dili man siya mo-sugot. Kani ba dautan alang kaniya? Hugaw? Mamahimo nimo i-eksplekar kaniya nga ang kinatawo sa usa ka babaye dili angay ang tan-awon nga hugaw, tungod kay kini parte lamang sa lawas nga kinahanglan usab ug pag-tagad susama sa baba, dalunggan, o uban pa.

Ikatulo, mamahimo ka nga maki-pag-deal kaniya nga sulayon ninyo ang maong sexual activity, ug kung dili niya ma-gustohan, nan, mao na kana ang una ug katapusan. Mamahimo usab nimong siyang sultihan nga tingali ug aduna siyay daku kaayo nga ma-miss sa iyang kinabuhi ug dili ni niya matilawan.

PENIS & PENIS SIZE

1. Nag-ingon ka nga ang tulo ka pulgada nga kinatawo ensakto na, ngano man nga kung makig-hilawas ako kang misis, gusto man gayud niya ang lalom kaayo nga pag-sulod sa akong kinatawo sa iyahang kinatawo?

   Tinood nga ensakto ra ang tulo lamang ka pulgada diha sa pakighilawas. Apan angay natong mahibaw-an nga ang matag tawo, lalaki man o babae ga-lahi-lahi. Sa sitwasyon sa imong misis kung gusto niya ang lalom nga pag-sulod sa imong kinatawo, iya usab kana nga gusto.

   Ang akong suhestiyon mao ang pag-bag-o sa inyong posisyon sa pakig-hilawas nga maka-tugot nga maka-himo ka ug mas lalom nga pag-sulod sa imong kinatawo, susama sa rear entry position o dog-style. Mamahimo ka usab nga mogamit ug penis extender. Mamahimo kini nimong isul-ob sa imong kinatawo aron mas hataas ang imong paminaw sa imong kinatawo ug mas lalom ang maabot niini sulod sa kinatawo sa imong misis.

2. Tinood ba nga ang body building nga ehersisyo makapagamay sa kinatawo sa usa ka lalaki?

   Dili tinood, apan ang mga tambal nga para padako sa mga muscles, mamahimong makakubos sa semilya.

3. Ang akong kinatawo upat ra ka pulgada ug payat pa gayud, gusto nako nga dako. Unsa may maayo ani?

   Kung ang kinatawo niabot sa tulo ka pulgada, wala ka na untay angay nga kabalak-an. Apan kung gusto gayud nimo mga modako kini, ang operasyon lamang ang tubag. Kung gusto ka ug mo-taba-taba kay payat man kaha ka nang imong kinatawo, ang tubag ana, fat injections, ug kun gusto ka nga mo-taas-taas, ang tubag ana operasyon nga ginatawag ug Bihari's procedure. Apan ang problema niani, kay mo-usab ang angulo sa naandan sa imong kinatawo.

4. Pito ka pulgada ang taas sa akong kinatawo, di ba ni maka-lain sa matris sa akong misis?

   Ang kinatawo sa usa ka babaye mamahimo kining mo-accommodate maskin unsa ka dako ang kinatawo nga mosulod niini, tungod kay sama kini sa balloon nga moburot ug mohiyos. Apan kung sakitan si misis ug maigo niini ang iyang kuwelyo sa matris, ang akong sugyot mao nga ayaw lang ug idu-ot kaayo ang imong kinatawo ug mamahimo kamong mosuway ug lain nga mga posisyon sa pakig-hilawas nga dili kaayo mo-duot sa iyang matris, sama sa pinatakilid o CAT (coital alignment technique – palihug ug refer sa seksyon sa sex positions).

5. Aduna bay lain nga pamaagi para modako ang kinatawo guwa sa operasyon?

   Wala.

6. Payat ang akong kinatawo. Unsay maayo nakong buhaton nga inag makig-hilawas ko nga bati-on ni misis nga daw tambok akong kinatawo?

Mamahimo ka nga mo-gamit ug penis extender. Puwede usab nga inag-sulod sa imong kinatawo, i-uban sad nimo ug sulod ang imong mga tudlo.

7. Makabuntis ba basig gamay ug kinatawo?

Oo, basta himsog ang semilya ug walay problema sa reproductive system ang babaye.

8. Mawad-an man ko ug gana nga makig-hilawas kay gamay man kaayo ning ako-a – nahadlok ko tingalig dili unya ko makapalipay. Gusto unta ko magpa-opera apan wala man koy kwarta. Unsa man akong buhaton?

Size doesn't matter. Dili ang gi-dak-on ang sukdanan aron makahatag ka ug kalipay kang misis. Basta ba, kahibalo ka sa mga techniques ug mga strategies (susama sa 9 shallow thrusts ug 1 deep – 10 tanan, ang unang siyam, mabaw ug ang ika-napulo ang lawum) o mga movements (susama sa signature move) diha sa kama aron siya malipay, wala kay angay kabalak-an. Hinumdumi nga walay dako nga maka-lipong.

9. Epektibo ba ang vacuum aron modako ang akong kinatawo?

Dili.

PREMATURE EJACULATION

1. Dali ra kaayo ko magawasan. Unsa may maayo nakong buhaton?

Daghan ang mamahimong buhaton aron matabangan kining imong problema. Sunda lamang ang akong mga mosunod nga pahimanglo:

A.) Start and stop technique

Ang akong pahimanglo usa ni nimo buhaton, mao ang pag-training pinaagi sa masturbate usa ka mo-adto sa giyera o makighilawas uban ni misis.

Pagahi-on usa nimo ang imong kinatawo pinaagi sa pag-masturbate. Ug hapit na ka, undangi ang imong gi-buhat. Ug kun mulubay na ang imong kinatawo, sugdi na usab kini ug pag-stimulate pinaagi sa pag-masturbate. Ug kun, hapit na, undangi na usab, unya buhi-a na usab. Balik-balika ang maong pattern hangtud nga dili na nimo makaya ug ipa-guwa na.

b.) Squeeze technique

Kini ang pag-pislit sa tumoy sa kinatawo o di kaha sa perineum – taliwala kini sa itlog ug sa agi-anan sa hugaw kung hapit ka na magawasan aron dili moguwa ang semilya. Kung imong i-withdraw ang imong kinatawo, ok lang ang pag-pislit sa tumoy sa kinatawo; apan kung dili ka mo-withdraw, mas maayo ang pag-pislit sa perineum nga dapit.

2.) Condom

Ang pag-gamit ug condom maka-paubos sa sensasyon o pagbati sa usa ka lalaki sa pagsulod sa kinatawo sa usa ka babaye. Ug kun dili niya mabati kaayo ang kainit sa sulod sa kinatawo, mas daku ang kahigayunan nga dili gidayon siya magawasan.

3.) Pag-huna-huna ug lain guwa sa pakig-hilawas

Ayaw pag-huna-huna ug tungod lamang sa pakig-hilawas. Huna-huna ug lain – lotto, isports o maskin unsa pang mga buluhaton nga gusto kaayo nimo.

4.) Pa-usbawi ang kadaghanon sa imong pakig-hilawas

Ang pagka-dali nga magawasan mamahimong tungod kini sa sobra nga excitement. Mao nga para mawala kining sobra ka-excited, gi-awhag gayud ang pag-pa-usbaw sa kadaghanon sa pakighilawas. Ang sex mora kini ug pagkaon. Kung dugay na kaayo nimo nga wala makakaon sa imong paborito, dali ra gyud kaayo nimo ni nga mahurot. Apan kung kanunay ni nimong maka-on, dugay na ni nimo nga mahurot. Mao usab ang mahitabo diha sa pakighilawas. Mao nga kung pananglitan, ka-usa ka makig-hilawas sa usa ka semana, himo-a kining ka-duha o ka-tulo.

5.) Pag-gamit ug anesthesia nga cream diha sa imong kinatawo

Ang pag-gamit ug anesthesia nga cream diha sa imong kinatawo mamahimong makapawala sa sensasyon o pagbati niini, inag maigo o masulod ang imong kinatawo sa kinatawo ni misis. Sa maong pamaagi, mas dugay ka magawasan.

7.) Tambal

Ang mga tambal nga ginatawag ug SSRIs o selective serotonin reuptake inhibitors susama sa paroxetine (Paxil), sertraline (Zoloft), fluoxetine (Prozac),   lakip   na   ang clomipramine (Anafranil). Ang pagka delatar sa pag-gawas mosugod human sa usa ka semana sa pagsugod sa maong tambal. Apan, adto ka gayud sa imong doctor – kay dili kini ibaligya sa botika kung walay reseta.

Ang maong mga tambal makapa-usbaw sa pagkadelatar sa pag-gawas unom ngadto sa beinte ka beses nga mas labaw kaysa panahon nga wala pay tambal nga gi-inom. Ang mga lalaki kasagaran nga nagataho ug katagbawan sa maong pagtambal ug daghan usab ang naga-undang niini human sa usa ka tuig. Ang maong mga tambal mamahimong maoy hinungdan sa daghang klase sa problema sa sex susama sa pagkawala sa orgasm, problema sa pag-gahi sa kinatawo ug pagkubos sa gana. Mamahimo kining molungtad sa pipila ka bulan, tuig, ug usahay permanente na maskin pa human sa paghunong sa maong klase sa mga tambal.

Ang Dapoxetine (Priligy) ang laing tambal alang sa dali lang magawasan. Kini ang maong tambal lamang nga na-apruban sa maong indikasyon ug gi-aprubahan sa daghang mga nasod sa Europa, lakip na didto sa Finland, Sweden, Portugal, Austria ug Germany.

Ang Paroxetine (Paxil) nagpakita nga mao ang pinaka-epektibo nga tambal. Ngani, sa pagtuon sa unom ka semana nga pagtuon sa maong tambal, ang lab-ang sa kadugayon sa pag-gawas sa mga lalaki nga adunay problema sa kadali nga magawasan ni-usbaw gikan sa kasagaran nga beinte ka segundo ngadto sa duha ug tunga ka minuto – samtang sa pag-kumpara sa placebo – wala kini kalahian.

Ang Tramadol usa ka tambal nga alang sa panakit sa lawas. Aduna usab kini mga side effect ug ang potensyal niini nga ma-abuso kubos ug makapa-usbaw sa kadugayon nga magawasan ngadto sa upat hangtud sa beinte ka beses sa sobra sa 90 porsyento sa mga lalaki nga na-testingan niini.

Ang Clomipramine (Anafranil) usahay nga gina reseta sa problema sa dali lang magawasan. Ang usa sa mga side effect sa maong tambal mao nga tabangan niini nga ma-delatar ang pag-responde sa pag-gawas. Ngani, gina-hulagway sa Mayo Clinic ang side effect niini nga pag-usbaw sa abilidad sa sex, gana ug paghimo diha sa kama.

8.) Pag-relaks

Ang pagka-dali nga magawasan tungod kini usahay usab sa tension ug mga kahadlok. Mao nga kung kahibalo ka mo-relaks, matagaan nimo ang imong lawas ug kagawasan sa tensiyon ug mas dugay ka nga magawasan.

9.) Power Penile exercise

Ani-a ang pag-buhat niini:

    i. I-masturbate o masahe-a ang imong kinatawo hangtud nga mo-tindog na kini kaayo

    ii. I-release ang imong kinatawo sa imong kamot ug ipa-dulong kini sa imong lawas, pinaagi sa pag-patindog ug pag-pagahi niini, gamit ang imong mga kaunoran sa ilalum sa imong lawas. Sulayi nga ma-igo ang tumoy sa imong pusod nga dili gamit ang imong mga kamot. Pug-ngi kini sulod sa usa hangtud duha ka segundo, unya, i-release.

    iii. Himo-a kini kanapulo kada beses, unya i-masturbate o i-relaks sulod sa 15 ka segundo. Kung bation nimo nga kinahanglan ka nga magawasan, hununga ang imong gibuhat ug pagpuyo lang usa.

Mas maayo kung makahimo ka niini ug napulo ka grupo kanapulo matag adlaw. Apan mamahimong mag-sugod ka lamang ug hinay-hinay. Taliwala sa matag set nga napulo, pag-masturbate hangtud nga bati-on nimo nga hapit na gayud ikaw nga magawasan. Mamahimo nimong humnon kini nga magawasan ka o mamahimo ka nga mag-meditate gamit ang Taoist testicle meditation nga practice.

10.) Sexual Kung Fu

Usa kini sa sekreto aron dili dayon magawasan ug mapa-lungtad ang senswalidad diha sa pakig-hilawas.

Ani-a ang pag-buhat niini:

i. Pag-sirado sa unang pultahan

    a. Pahuguti ang imong mga kaunoran sa tumoy sa imong kinatawo ug hinay-hinaya ug sirado ang abrihanan.

    b. Pug-ngi kini sulod sa pipila ka segundo.

    c. Relaks

    d. Balika kini ug 20 ka beses.

Ang maskin hinay apan kanunay nga pag-pagamay sa imong kaunoran ang gikinahanglan lamang nianing ehersisyuha. Sa paghimo nianing klase sa ehersisyo, importante kaayo nga mo-focus ka sa mga kaunoran nga imong ginapagamay. Obserbahi ang mga kaunoran nga imong gipuga aron ma-sigurado nga wala nimo gipuga ang usa ka pikas nga mas sobra kung ikumpara sa pikas nga bahin. Kining ehersisyuha kinhanglan nga buhaton nga wala ka nanginit nga makighilawas.

ii. Pag-sirado sa ikaduhang pultahan – kini ang pisikal nga punto taliwala sa pulo-an sa mga itlog ug agi-anan sa hugaw nga ang itsura, daw naay gamay nga nilubong nga dapit.

a. Mamahimo nimo nga ma-abot ang tubo nga nagdala sa semilya gikan sa imong pantug ug sudlanan sa imong semilya diha sa imong kinatawo pinaagi sa pag-duot pa-taas ug pa-sulod gamit ang usa o duha sa imong mga tudlo nianing puntoha, ug sa pagpagamay nimo sa imong kaunoran nga PC, mamahimo nimong pug-ngan ang agos sa imong semilya, apan, makasinati ka gihapon nga naka-abut ka sa gusto nimo nga maabot.

b. Pagkahuman nga mag-orgasm ka, masahe-a kining puntoha ug inay-hinay gamit ang imong tulo ka mga tudlo.

11.) Usaba ang imong pag-ulos sa imong kinatawo sa sulod sa kinatawo sa babaye.

Mamahimo ni nimong buhaton pinaagi sa pag-pa-hinay sa tiyempo sa imong pag-ulos ug usba, usab ang angulo ug kalalumon sa imong pag-ulos. Pananglitan, sulayan nimo nga mo-ulos ka ug 6 ka mabaw, 1 ka lawom o 5 ka mabaw ug 1 ka lawom.

2. Unsay bati-on sa babaye kung dali lang magawasan ang lalake?

Depende kana sa babaye. Na-ay mga babaye nga masuko kay wala pa sila nagawsi, nahuman na ang lalaki ug ma-frustrate gayud sila, ug dili sila maka-abot sa gusto nila nga ma-abot. Apan aduna usab nga mga babaye nga gusto usab ni nila, aron mahuman na, ilabi na ug hago sila.

3. 12 years old pa ko naga-masturbate, mao ba ang hinungdan nga dali ko gawasan kung mag-sex mi ni mrs.?

Dili ang sayo nimo nga pag-masturbate ang maong hinungdan nganong dali ka magawasan. Ang mga rason nganong dali magawasan ang usa ka lalaki mao ang mosunod:

1.) Mga dili maayo nga sexual practice nga nakuha sa sayo o sa batan-on pa nga nadala – ang ubang mga kalalakin-an nga adunay dili maayo nga sexual practice sa batan-on, susama sa pagdali-dali ug masturbate aron malikayan nga masakpan sa ginikanan, mamahimong na-kondisyon ang ilang lawas sa pag-tubag nga hinanali sa sitwasyon,– ug kining pamatasana nagpabilin hangtud nga mamahimong hingkod ang usa ka lalaki.

2.) Kahadlok sa mamahimong performance diha sa kama. Kining kakuba nga gigama sa pakighilawas naghimo kini og pabalik-balik nga pressure diha sa pag-perform sa kama. Pananglitan, mahadlok ang usa ka lalaki nga makighilawas tungod nga dili mayo ang iyang kanhi nga agi sa pakighilawas, pananglitan, dali ra kini siya nagawasan. Ug kini maghimo ug pressure kaniya ug mamahimong mobalik na usab ang iyang gikahadlokan sa panahon nga makighilawas na kini ug usab. Kasagaran, makit-an kini sa mga bag-ong relasyon.

3.) Nawala nga clues diha sa sulod sa imong lawas. Adunay mga kalalakin-an nga dili nila matino ang punto kung diin dili na nila mapugngan nga sila magawasan. Ug tungod niini, dili sila makahimo ug mga lakang aron makorhian nila ang maong sitwasyon.

4.) Sexual excitement. Mga lalaki nga excited kaayo nga makig-hilawas tungod kay dili nila kanunay gina-buhat.

5.) Kubos nga gana sa pakighilawas. Usahay, ang tinood nga problema mao ang kulang nga gana sa pakighilawas. Sa motoo ka ug sa dili, possible gayud sa lalaki nga mo-gahi ang ilang kinatawo nga wala silay gana sa pakighilawas, ug maskin dili ciento porsyento sila nga giganahan.

VIRGINITY

1. Di na ba virgin ang babaye kung ginasulayan sa lalaki nga isulod ang iyang kinatawo? Wala nahinayon tungod kay nasakitan ang babaye.

   Hangtud nga wala gyud masulod ang kinatawo sa lalaki sa babae, ang babae gina-konsiderar gihapon nga virgin.

2. Kung ang usa ka babaye ba mahilabtan bisag wala nagawasan, considered ba ang babaye nga dili na virgin?

   Ang usa ka babaye dili na gayud virgin kung nisulod na ang kinatawo sa usa ka lalaki sulod sa kinatawo niini, maskin pa ug wala nagawasan ang maong babaye.

3. Mobalik ba ang virginity sa usa ka babaye pagka-human sa lima ka tuig o sobra pa nga wala kini siya nahilabtan?

   Ang virginity o pagka-putli sa usa ka babaye kung mapusgay na di na gayud kini mobalik, (inay lamang ug mo-agi sa surgery sa pag-pa-tapot balik sa hymen) maskin pila na ka-tuig ang nilabay nga wala kini nahilabtan. Hinoon, bati-on nga morag virgin tungod kay mo-huot kini ug balik, ilabi na ug naga-himo ang babaye sa Kegel's exercise ug di naga-gamit ug mga sex toys o dula-an o mga butang nga isulod sa iyang kinatawo nga dagko kaayo.

4. Ang akong asawa, usa na mi ka bulan nga kasal, wala pa nako magamit kay mahadlok man siya kay sakit daw. Unsa man ang akong buhaton?

   Tinood nga sakit kining una nga pakig-hilawas, apan, kung ensakto ang pagka-himo niini, dili kaayo kini kasakit kaysa gi-tu-hoan sa kadaghanan. Ang akong sugyot mao nga kinahanglan makig-kita ang imong misis sa usa ka sexologist o psychologist o sama kanako, aron matino kung unsa gayud ang iyang gika-hadlukan – ang kasakit ba o ang kahadlok sa pakig-hilawas. Ang kasagaran nga kahadlok sa pakig-hilawas nag-gikan sa pag-tu-o nga ang pakig-hilawas dautan ug hugaw – ug kining pag-tuo-ha, kinahanglan nga ma-korhi-an. Ug mahitungod sa kasakit, kinahanglan nga tudloan si misis ug mga relaxation techniques, susama sa pag-ginhawa ug lalom, pag-sulod ug mga butang nga ginatawag ug dilators sa iyang kinatawo, gikan sa gamay padulong sa dako, hangtud nga bati-on niya nga komportable na siya nianing mga butang nga ana-a sa sulod sa iyang kinatawo. Mamahimo usab ni nimong buhaton sulod sa inyong lawak, ug pagin-hawa-a si misis ug lalom, samtang imong isulod una ang imong usa ka tudlo, hangtud nga mag-duha, tulo o upat ba kaha, ginamit ang pampadanglug. Dili kini lisud kung si misis adunay gugma ug mosalig gayud siya kanimo.

5. Virgin pa ba ang babaye kung dili gyud masulod pag maayo ang kinatawo sa lalaki didto sa kinatawo sa babaye?

   Basta nisulod na ang kinatawo sa lalaki maskin gamay o tunga lamang, dili na gayud virgin ang babaye.

6. Nganong wala ko mag-bleeding first contact nako sa akong bana? Di ba kung ma-devirginize mag-dugo man, nganong ako wala?

Dili tinood nga ang pag-dugo maoy timailhan nga virgin ang usa ka babaye. Nag-depende kini sa matang sa hymen sa usa ka babaye. Adunay mga hymen nga baga ug daghan ug kaugatan, kini ang klase nga modugo gayud. Ang ikaduha nga klase, kadtong hymen nga medyo baga ug gamay usab ang kaugatan, kini mo-inat lamang ug gamay inag sulod sa kinatawo sa lalaki ug mosangput sa gamay nga pag-dugo. Ug adunay mga hymen nga nipis kaayo ug walay kaugatan kaayo – kining klaseha moinat ug walay mahitabo nga pag-dugo sa panahon sa pagsulod sa kinatawo sa lalaki. Kini siguro ang imong sitwasyon.

7. Unsa nga mga pamaagi nga dili mag-lisod ang virgin nga sudlon, labi na ug daku-dako ning ako-a?

Maskin unsa kadako ang kinatawo sa usa ka lalaki, dili kini lisod nga isulod sa usa ka babaye, maskin virgin kini siya, (tungod kay ang kinatawo mora kini ug balloon nga mo-accommodate sa kinatawo sa lalaki nga mosulod niini) – basta lamang nga kahibalo gayud ka sa imong angay nga buhaton.

Kinahanglan nga hinay-hinay lamang. Ayaw pagdali. Kinahanglan nga tudloan si misis ug mga relaxation techniques, susama sa pag-ginhawa ug lalom, pag-sulod ug mga butang nga ginatawag ug dilators sa iyang kinatawo, gikan sa gamay padulong sa dako, hangtud nga bati-on niya nga komportable na siya nianing mga butang nga ana-a sa sulod sa iyang kinatawo. Mamahimo usab ni nimong buhaton sulod sa inyong lawak, ug pagin-hawa-a si misis ug lalom, samtang imong isulod una ang imong usa ka tudlo, hangtud nga mag-duha, tulo o upat ba kaha, ginamit ang pampadanglug. Ug susama sa akong gi-ingon, dili kini lisud kung si misis adunay gugma ug mosalig gayud siya kanimo

SEX & DISABILITY

1. Ngano man nga kung mag-sex mi sa akong partner, maghangak man ko, morag dili gayud ko maka-ginhawa? Natural lang ba kini sa sex?

Kung mag-hangak ka sa panahon sa pakig-hilawas ug dili ka maka-ginhawa, dili kini natural ug mamahimo nga nagpasabot kini nga tingali ug aduna kay problema sa kasing-kasing. Ang akong sugyot mao nga makig-kita ka gidayon sa imong doctor sa pinakasayo nga panahon.

2. Sa panahon sa pakig-sex sa akong bana, human siya magawsan, kalit nga mabikugan ang iyang bati-is, usahay ang bikugan ang iyang pus-on padulong sa tiyan. Usahay mogahi ang iyang lawas, usahay mohangos. Taba siya. Ug maputol ang akong gana. Unsa man ang akong buhaton?

Kaning problema sa imong mister nga mobikog siya sa panahon sa pakig-hilawas nagpasabot kini nga kulang siya ug zinc ug calcium. Pa-inoma siya niini - alang sa zinc, 100 mg ug sa Calcium 1000 mg.

Kining mogahi ang lawas sa pakighilawas, usahay nagpasabot kini nga na-abut na sa imong mister ang orgasm – naabot niya ang gusto niya nga maabot. Usahay usab nagpasabot kini nga iyang gi-pug-ngan ang agos sa enerhiya sa iyang lawas sa panahon sa pakighilawas. Hinumdumi nga ang pakig-hilawas mahitungod kini sa agos sa enerhiya diha sa lawas, ug gikinahanglan nga kahibalo ka nga mo-relaks pina-agi sa pag-lihok-lihok sa imong mga batiis aron mo-dagayday ug maayo ang maong enerhiya diha sa imong lawas, ug di ka mogahi sa panahon sa pakighilawas.

Suma sa imong gi-asuy taba si mister ug sa panahon sa pakig-hilawas mohangos kini siya, ang akong gikahadlukan tingali ug adunay problema sa kasing-kasing o cholesterol si mister, mao nga pagabati-on ni niya ang paghangos. Pakig-kita gidayon sa doctor aron matan-aw siya ug maayo.

Nakasabot ako sa imong gibati nga mawad-an ka ug gana, mao nga buhata gidayon ang akong mga pahimanglo aron mobalik ang imong gana ug kalipay diha sa imong kaminyu-on.

3. Dili ba ang hinungdan sa sakit sa kasing-kasing ug taas nga presyon ang sige nga pakig-hilawas?

Ang pakig-hilawas dili mao ang hinungdan sa sakit sa kasing-kasing ug taas nga presyon. Apan kung ana-ay sakit sa kasing-kasing ug taas nga presyon, mosangput gayud kini sa pag-palya sa kinabuhing sexual.

4. Unsa-on pagkahibalo sa usa ka adunay sakit sa kasing-kasing nga mamahimo siya nga makig-hilawas?

Kung kaya niya nga mosaka ug duha ka andana nga walay gibati, nagpasabut lamang kini nga puwede siya nga makig-hilawas.

5. Unsa ang sexual life niadtong mga paralyzed? Magawasan ba gihapon sila?

Dili nagpasabot nga paralitiko, wala nay sexual life. Nianing mga paralitiko o na-daut ang ilang mga parte sa ilang lawas alang sa pakig-hilawas, susama sa ilang kinatawo, mamahimo nga mo-balhin sa laing parte sa ilang lawas ang pag-kab-ot ug orgasm. Mao nga sa mga disabled, adunay ginatawag ug mind orgams, kung diin maskin di na mo-tindog ang ilang kinatawo, magawasan gihapon sila. Hinumdumi nga ang utok sa tawo ang pinaka-kusgan nga organo sa pakighilawas.

SEX & MENSTRUATION, MENSTRUAL CYCLE

1. Dili ba makadaot kanang gamiton ka nga giregla?

   Dili makadaot kung makig-hilawas ang usa ka babaye sa panahon sa regla sa kabaskog sa usa ka tawo. Ang issue lamang ani mao ang kalimpyo – kung ok ra sa mag-tiayon o magpartner ang maong kondisyon, wa kini dautan.

2. Kanang mangitlog ang usa ka babaye, unsa ang ilhanan? Mao ba ni ang panahon nga fertile siya?

   Ang ilhanan nga nangitlog ang usa ka babaye mao ang mosunod. Adunay klaro, danlog ug basa ug mainat-inat nga daw sa itlog nga puti nga discharge gikan sa kinatawo ug ang pagtaas sa kainit sa lawas diha sa 0.2 degrees C ngadto sa 0.5 degrees C gikan sa naandan nga kainit. Mao nga gikinahanglan gayod ang pagtamod sa temperatura sa lawas kanunay, kada buntag usa mobangon sulod sa 5 ka minuto. Kun kuhaon ang temperatura, pinaagi sa baba aron adunay mabasehan sa temperaturang naandan ug sa nisaka nga kainit. Ug ang kanunay nga pagtaas sa temperatura sa lawas sulod sa 3 ka adlaw nagpasabot kini nga usa ka babaye fertile gayud. Ug ang usa ka babaye nga nangitlog, fertile gayod kini siya.

3. Unsa-on nga ma-regular ang cycle sa usa ka babaye para magka-anak?

   Dili kinahanglan nga regular ang cycle sa usa ka babaye para magka-anak. Ang importante lamang nga kahibalo ikaw kung unsa ka irregular ang imong cycle – aron matino ug unsa ang pinaka-mubo nga cycle sa regla 26, 25, 24 o kubos pa ug unsa usab ang pinakataas nga cycle – 30, 32, 38 o sobra pa sulod sa 12 ka bulan.

   Aron makuha ang pinakamubo ug pinakataas nga cycle, mao ang pagsunod sa mosunod nga ehemplo: (Kuhaon ang mga primerong adlaw sa regla matag bulan) Ug sa matag sugod sa regla, mao kana ang unang adlaw sa pag-ihap.

   Mga primerong adlaw sa regla sulod sa 12 ka bulan:

Mga primerong adlaw sa regla sulod sa 12 ka bulan:

Enero 1-   Adunay 31 ka adlaw sa bulan sa Enero gikan sa petsa 1 hangtud 31, dugangan kini ug 2 kay mao kini ang petsa sa sunod nga regla sa atong ehemplo, mao nga 31 + 2 = 33. Mao nga, 33 kataas ka adlaw gikan sa Enero hangtud Pebrero.

Pebrero 2-   26 (kataas sa adlaw gikan sa petsa 2 hangtud sa petsa 28) + 10 (sunod nga regla) = 36

Marso 10 -   22 + 15 = 37

Abril 15-   16 + 2 = 18

Mayo 2 -   30 + 6 = 36

Hunyo 6-	25 + 10 = 35
Hulyo 10-	22 + 20 = 42
Agosto 20-	11 + 5 = 16
Setyembre 5	26 + 19 = 45
Oktobre 19	13 + 20 = 33
Nobyembre 20	11 + 6 = 17
Disyembre 6	-

Sa maong ehemplo, ang pinaka-mubo nga cycle, mao ang **16**; ug ang pinaka-taas nga cycle, mao ang **45**.

Gamiton kini sa mosunod nga pormula:

Pinakataas nga cycle

$$
\begin{array}{cc}
45 & 16 \\
-11 & -18 \\
\hline
34 & 2 \\
\end{array}
$$

Sa maong ehemplo, gikan sa *ika-2 ka adlaw hangtud sa ika-34 nga adlaw gikan sa primerong adlaw* sa katapusang regla mao ang fertile o dili safe nga mga adlaw sa usa ka babaye nga adunay cycle nga susama sa atong ehemplo. Guwa niini, safe na si misis.

Pero, kung gusto ka nga mo-regular ang imong regla, ginasugyot nako ang paghimo sa lunaception. Kini ang konsepto kung diin ginagamit niini ang pinakakusog nga pampapukaw sa ritmo sa biolohiya, ang suga. Ug kini ang mo-impluwensiya sa mga hormones nga pagahimoon sa lawas, ilabi na ang melatonin, nga maoy maka-apekto gayud sa pagpangitlog sa usa ka babaye. Ang paghimo niini mao ang pagkatulog sa hingpit sa kangitngit sa tibook bulan, tinabunan ang tanang suga nga mosulod sa lawak, ug pagkatulog lamang nga adunay suga sa ika 14, 15, ug 16 ka adlaw gikan sa primerong adlaw sa imong regla (pananglitan, ang imong primerong adlaw Enero 1, ang ika 14, 15 ug 16, mao ang Enero 14, 15 ug 16). Ug pagkahuman balik na usab sa naandan. Makita lamang ang resulta niini pagkahuman sa 4 hangtud 6 ka bulan gikan sa paghimo ug pagtamud niini.

4. Ang akong pag-umangkon 16 anyos, tinuig siya dug-on. Ngano man ni?

Ang akong pangutana karon, pila ang idad sa imong pag-umangkon una nga gi-regla? Kung gi-regla kini siya wala pay duha ka tuig ang nilabay, nan tungod kini kay dili pa hingkud ang parte sa iyang lawas nga maoy maghatud sa mensahe aron siya dug-on kada bulan. Apan kung sobra na sa duha ka tuig, tingali baya ug adunay problema sa iyang obaryo. Ang akong sugyot, kun pananglitan, ana-a siya sa ikaduhang kondisyon nga akong gihisgutan, pakigkita gidayon sa iyang doctor aron mahiling siya ug ensakto.

5. Kana bang 48 anyos nga wala na dug-a ug pito ka bulan, ug imo kining gamiton, mamabdos ba kini siya?

Ang babaye nga hapit na mag-menopause aduna pa kini duha ka tuig nga mamahimo gihapon kini nga mamabdos, usa siya mag-menopause. Sa bahin sa imong partner nga 48 anyos, ang akong pangutana, sa niagi ba nga duha ka tuig, usa nawala ang iyang regla, niagi ba ug pagka-buang ang iyang regla? Nan, kung wala man galing kini nagkabuang , maskin pito na kabulan nga wala siya gi-regla karon, ug sa gika-ingon ko pa, aduna pay duha ka tuig nga mamahimong mangitlog gihapon kini siya bisan asang bulana anang duha ka tuig. Mao nga aduna pa gihapoy kahigayunan nga mamabdos siya – mao nga dili ka angay nga mo-kumpiyansa.

6. Kung adunay menstruation ang babaye ug gamiton mabuntis ba siya?

Kung irregular kaayo ang babaye mamahimong mabuntis siya, maskin nakipag-hilawas siya sa panahon nga gi-regla siya. Maskin gamay kaayo ang kahigayunan, apan, na-a gihapoy posibilidad.

7. Ngano nga wala man kaayo akoy gana pagkahuman sa akong regla?

Ang gana sa babae mamahimong mo-saka o mokubos sa cycle sa iyang regla. Apan wala gayuy sakto nga pattern kini nga gi-sunod. Adunay mga babaye nga dali kaayo sila nga mo-init o wala silay gana usa sila mag-regla, ang uban sa panahon sa regla, ug ang uban inag human sa ilang regla. Ang uban mo-sinati sa pinaka-kusog nga gana sa tunga sa bulan, atol sa ilang pag-pangitlog.

8. Tinood ba nga pag-inum ug pop cola ug cortal maka-kusog sa akong regla? Wala ba kini side-effect?

Dili tinood. Ang problema niani tingali unya ug mo-cause kini ug hyperacidity sa imoha.

SEX & PLEASURE & DESIRE

1. Unsa man ang pinaka-maayong buhaton sa pagpalami sa imong partner nga babae? Pinkploid.

Ang matag babae lain-lain. Matag usa nato unique. Mao nga ang nasayud lamang kung unsa ang pinaka-lami nga buhaton sa usa ka babae mao lamang siya. Kinahanglan nga makabalo ka ug unsa ang mga gusto niya ug di niya gusto. Pangutan-a siya ug unsa ang parte sa iyang lawas nga gusto niyang hikapon nimo. Ug pangutan-a usab siya ug unsa-on kini nimo pag-hikap. Hinay-hinay ba? Pas-pas? Adunay puwersa? Hilut-hilot ba? Lakipa usab ug pangutana kung unsa ang mga butang nga gusto niyang buhaton nimo kaniya. Kanang tanan depende lamang kaniya ug ana-a lamang kaniya ang tanang tubag. Ug nang-hinaot ako nga unta kahibalo usab siya kung unsa ang imong mga gusto ug dili gusto.

2. Ang akong asawa maskin unsa-on nako ug diskarte, di gyud siya maganahan. Unsa-on man ni nako?

Ang pakighilawas dili lamang kini sa imong mga nahibalu-an nga diskarte. Kahibalo ka kaha sa mga diskarte nga gusto niya? Importante gayud nga makahibalo ka sa mga diskarte nga gusto niya – kanang di lamang nimo gusto. Ug angay usab nimo nga mahibaw-an nga ang pakig-hilawas dili lamang tungod sa diskarte, kinahanglan usab kini ug maayong relasyon sa wala pa mo nag-sex. Tingali baya ug sa tibook adlaw imo ra nga gi-sika-sika-an si misis. Di man gani ka kahinumdum sa iya ug tawag o pagdala ba sa iya ug pasalubong nga pan o siopao o uban pa inag-abot nimo gikan sa trabaho. Di man gani nimo siya tabangan sa panimalay. Kinsa gud ang ganahan nga makighilawas kun kapoy kaayo ang lawas? Unya diha lang ka mag-pa-itoy-itoy kung mo-hangyo naka. Hibaw-i nga ang foreplay dili lamang sa panahon nga ana-a na kamo sa kama o pipila ka minuto nga mohangyo ka – apan kini, 23 ka oras ug tunga nga pakig-ayo sa imong relasyon kang misis.

3. Unsa-on pagkahi-bawo nga satisfied na ang babae? Mac ng Ulas.

Pangutan-a siya. Ug kinahanglan nga honest siya ug wala siya nag-paka-arong-ingnon.. Mao nga sa mga relasyon, importante gyaud nga aduna kamoy sabot nga mag-istoryahanay sa matag usa, maayo man kini o dautan, aron mahi-baw-an gayud ang tinood, ug adunay lugar nga kamong duha mag-improve diha sa inyong paki-pag-relasyon guwa man o sulod sa kama.

4. Tinood ba nga kung ang babae dili magawasan o maulahi nga magawasan sa panahon sa pakig-hilawas, dili kini mamabdos? Wella of Matina.

Dili kana tinood – magawasan man o dili, maulahi man o mauna, basta kung fertile ang babae, mamabdos gihapon kini siya.

5. Ngano man nga mo-angal man ang akong asawa kung mag-sex mi, ingon sakit daw ang iya, daku man gud ang akong kinatawo. Unsa-on man nako kini?

Ang kinatawo sa usa ka babaye daw sa balloon kini – mogamay ug modako ilabi na igo ang kabasa niini. Mao nga mamahimo kining mo-accommodate sa maskin unsa ka dako ang usa ka kinatawo sa usa ka lalaki. Ang paminaw nako nganong gi-sakitan ang imong misis, dili tungod

41

kay dako ang imong kinatawo, apan, gi-sulod ni nimo nga wala pa siya nag-basa; uga pa kini mao nga sakit gayud ang paminaw. Ang akong pahimanglo, pag-gamit ug ensaktong kadaghanon sa pampadanglug. Ug sa laing bahin, mamahimo kamo nga mo-usab ug posisyon sa pakighilawas. Sulayi nga ana-a sa taas si misis. Nianing posisyona mamahimong ma-kontrolar ni misis ang kadako nga mo-sulod sa iyang kinatawo ug unsang dapita sa iyang kinatawo ang mas ma-stimulate.

6. Pila ang idad sa babaye ug sa lalaki nga mawad-an ug gana sa sex?

Ang gana sa sex ana-a gayud ug di mawala kay kitang tanan lalang kita nga sexual, gikan sa pagkatawo hangtud sa atong katapusang ginhawa. Apan, adunay mga kahigayunan nga mo-kubos ang gana niani, susama sa nagka-ubos nga hormones – testosterone alang sa mga kalalakin-an, ug sa mga kababainhan, estrogen nga magpa-nipis sa matris, mao nga bati-on ang kasakit diha sa pakig-hilawas ug makawala kini sa gana. Usab ang tensiyon, mga problema, dili maayong relasyon, mga tambal nga gina-inom, sakit nga gibati sa lawas, ug nag-uga nga kinatawo diha sa mga kababainhan – mao ang maghatud sa usa ka tawo nga mawad-an ug gana sa pakig-hilawas.

7. Hangtud pila ka minuto nga i-stimulate ang mani-mani sa babaye?

Depende sa babaye. Walay balaod kini nga gi-sunod. Ug kana kung ang iyang patyanan ang iyang mani-mani, unsa-on na lang ug dili? Mao nga kinahanglan kabalo ka gayud asa ang mga lugar nga gusto niya nga hapu-hapon siya ug maayo. Apan pinasikad sa mga pag-tuon, kinahanglan ug mga 10 hangtud ka 15 minutos nga foreplay ang usa ka babaye, usa gayud kini siya mo-init ug maka-abot sa iyang gusto nga ma-abut.

8. Nasulod na ang kinatawo nako apan di man gihapon ganahan si misis kay wala na-igo ang iyang mani-mani. Unsa ang maayong buhaton?

Sa imong sitwasyon, ang akong tan-aw tingali ang mani-mani sa imong misis nahimutang sa mas laum nga dapit sa iyang kinatawo, mao nga dili gayud kini ma-igo sa panahon sa inyong pakighilawas. Ang akong pahimanglo mao ang pag-usab sa posisyon. Pa-ibabawa si misis. Nianing pama-agiha, siya ang maka-buot ug maka-posisyon siya ug sakto aron nga ma-igo ang iyang mani-mani sa imong kinatawo sa panahon sa inyong pakig-hilawas. Ang laing posisyon mao ang ginatawag ug coital alignment technique o CAT. Kini ang posisyon kung diin si mister ana-a sa taas, ug si misis a-naa sa ubos apan si mister ni slide duha hangtud upat ka pulgada pasaka – ug ang mahitabo ang iyahang mga bukton nisapopo sa abaga ni misis ug iyang lawas nagpatung nga flat gayud sa lawas ni misis. Nianing posisyuna maigo ang mani-mani ni misis sa pulo-an sa kinatawo ni mister.
Ang lain nakong pahimanglo mao ang pag-gamit ug mga singsing alang sa kinatawo sa lalaki o cock rings. Kini adunay mag burot-burot sa iyang palibot ug mamahimong mo-igo kini sa mani-mani sa babaye sa panahon sa pakighilawas.

9. Unsa-on pag-foreplay si mister?

Kasagaran ang mga kalalakin-an ma-turn-on sa unsa ang ilahang makit-an. Apan adunay mga kalalakin-an nga kinahanglan sila nga mahikap o maaghat nga mohimo gidayon ug aksiyon. Ang una ug primerong balaod mao ang pag-pangutana. Pangutan-a siya ug unsa ang iyang gusto, gikinahanglan nga ma-turn on siya. Sulayi kini pagbuhat sa usa ka lugar nga hilum ug kamo rang duha (ug dili kinahanglan nga ana-a kamong duha sa kama). Pananglitan, mamahimo nimong sugdan ang pakig-istorya kaniya diha sa lamesa samtang naga-inom kamo ug kape mahitungod kung unsa sa matag usa kaninyo ang maka-turn-on. Kung kinahanglan sa imong mister nga mahikap, nagpasabot kana nga ang maskin unsa nga klase sa hinay ug caring nga pag-hikap sa iyang kinatawo o sa iyang mga nipples makahimo sa trick. Mamahimo kani nimong buhaton gamit ang imong kamot, apan, mamahimo usab nimong gamiton ang imong baba ug maskin na ang imong mga suso. Pag-tuo kanako, epektibo gayud kini.

10. Unsay sensitibo nga parte sa sex organ sa lalaki? Emely of Digos City.

Ang matag tawo lain-lain. Walay susama. Mao nga ang nakahibalo niana ang imo ra gayud nga partner. Pangutan-a siya. Mamahimo nimong sugdan sa pag-hikap sa matag bahin sa iyang kinatawo ug walay laktaw. Ug pangutan-a siya asa ang gibati niya nga maayo. Apan kinahanglan usab nga dili lamang ang iyang kinatawo ang imohang pagataga-an ug atensiyon. Taga-an usab nimo ug pagtagad ang laing bahin – tungod kay adunay mga bahin saiyang lawas nga mamahimo usab nga maghatud kaniya sa tumang kalipay.

Apan sa mga pag-tuon, adunay mga parte sa lalaki nga maghatud kaniya sa libu-liboan nga boltahe kung taga-an kini nimo ug tumang atensiyon. Apan wala ako nag-ingon nga tinood usab kani sa imong partner. Tan-awa lamang ug sulay kung ma-turn-on ba siya niini – ani-a ang mga mosunod:

1.) Frenulum – kini ana-a sa ilalom sa may ulo nga bahin – susama kini sa hitsura sa ilalom sa dila.
2.) Perineum – kini ana-a taliwala sa agi-anan sa hugaw ug sa itlog.
3.) G-spot – ana-a kini sa ilalum sa agi-anan sa hugaw, ug mora kini ug kadako ug gisantes, humok ug daw espongha ang pamati niini.

10. Asa dapita sa babaye ang ganahan sila ug malamian?

Subli-on ko, ang matag tawo lain-lain. Walay susama. Mao nga ang nakahibalo niana ang imo ra gayud nga partner. Pangutan-a siya. Mamahimo nimong sugdan ug explore siya pina-agi sa pag-hikap sa matag bahin sa iyang lawas nga walay laktaw. Ug pangutan-a siya asa ang gibati niya nga maayo ug makapa-init kaniya. Ug pa-graduhi kaniya gikan sa 0 hangtud sa 3. Ang 0 kung walay gibati, ug kun grabe kaayo kainit ang gibati, nan 3 kini. Sa maong pagkahibalo sa lawas sa imong partner, mamahimo ka nga mosugod sa pag-stimulate sa mga lugar nga 1 lamang ug grado ug i-ulahi nimo kadtong 3 ang grado o intensidad – nianing pama-agiha ma-panday nimo nga solido ug hinay-hinay ang gana sa imong partner diha sa pakig-hilawas.

Apan usab sa mga pag-tuon, adunay mga parte sa babaye nga maghatud kaniya sa libu-liboan nga boltahe kung taga-an kini nimo ug tumang atensiyon. Apan wala ako nag-ingon nga tinood usab kani sa imong partner. Tan-awa lamang ug sulay kung ma-turn-on ba siya niini – ani-a ang mga mosunod:

1.) Buhok ug bagul-bagol
2.) Huna-huna
3.) Mata
4.) Aping
5.) Baba

6.) Dalunggan
7.) Li-og
8.) Suso
9.) Buk-ton ug Pulso
10.) Likod
11.) Lubot
12.) Tiyan
13.) Bugan
14.) Mani-mani
15.) Perineum – lugar taliwala sa kinatawo ug sa agi-anan sa hugaw
16.) G-spot
17.) Kilid sa pa-a, apan sa sulod
18.) Likod sa tuhod
19.) Tiil

11. Minyo ako apan wala gayud ako nalipay sa akong sexual life. Wala kahibalo ang akong bana niini. Naga-pa-pretend lang ako. Unsa akong buhaton?

Importante gayud ang komunikasyon sa kinabuhi sa mag-ti-ayon. Hangtud nga dili ka mo-sulti sa iyaha sa tinood, magpabilin ka nga di mag-malipayon sa imong sexual life. Pakig-sulti gayud sa iyaha sa usa ka lugar ug panahon nga wala mo nag-away ug wala kamong duha sa kama. Ug isulti kaniya ang mga butang nga gusto nimo nga buhaton niya diha kanimo. Pangutan-a usab ang mga butang nga gusto niya nga buahton nimo alang kaniya. Nianing lamang pama-agiha nga mamahimong mo-improve kamong duha sa imong mister sa inyong performance diha sa kama ug mas mahimong malipayon gayud ang inyong sexual life.

12. Unsay gusto sa babaye kanang pas-pas o hinay-hinay?

Depende sa babaye. Subli-on ko, ang matag tawo lain-lain. Walay susama. Mao nga ang nakahibalo niana ang imo ra gayud nga partner. Pangutan-a siya ug unsa ang iyang gusto pas-pas ba o hinay-hinay. Pero maayo kung ila-in lain nimo, dili hinay o paspas kanunay.

13. Ang akong bana daku ug tiyan. Wala nay gana kaayo sa sex. Unsa may maayong buhaton?

Kini man gud nga mga daku ug tiyan, kasagaran niani bug-atan na sa ilang lawas. Ug hinumdumi nga ang pakig-hilawas, ehersisyo kini. Ug ang mga tawo nga bug-at ang ilang lawas dili na kaayo ganahan mag-pa-ugnat sa kusog. Ang akong pahimanglo, papayata ang imong mister. Ang mga lalaki usab nga walay gana sa pakighilawas nagpasabot usab nga kubos ang ilahang testosterone. Mao nga pakigkita gidayon sa inyong doctor. Sa ulahi, tan-awa usab ang inyong relasyon. Maayo ba kini? Wala ba kamoy mga kasuko sa usag-usa nga wala ninyo na-istorya ug na-alim gayud?

14. Unsa ang mga tilimad-on nga ang babaye giganahan na o gigawasan na gayud nga wala kini siya na-meke sa iyang gibati?

Ang matag babaye talag-saon sa ilang kaugalingong cycle sa pakighilawas ug sa ilang pag-responde niini. Apan adunay mga tilimad-on nga makit-an sa kadaghanan sa mga kababainhan. Mao nga kinahanglan gayud nag maminaw ka sa iyang lawas.

Mamahimo nimo nga makit-an ang mga mosunod sa imong kapikas sa imong kinabuhi sa panaho sa pakighilawas:

1.) Pag-burot sa iyang kinatawo, tungod sa pag-dagsa sa dugo dihang dapita sa iyang lawas.
2.) Pag-panglagum sa iyang kinatawo, ilabi na ang ilalom nga aping niini.
3.) Pag-burot sa mani-mani, ug kasagaran mo-guwa kini
4.) Paspas nga pag-ginhawa usa siya magawasan
5.) Adunay morag ni-guwa nga hangin gikan sa nabuslot nga ligid
6.) Pag-pang-bug-at sa mga suso
7.) Pag-tindog sa mga nipples
8.) Pag-indayog sa bat-ang nga mora ug nisayaw kini
9.) Pag-agulo sa iyang gibati
10.)   Pag-gamay sa kaunoran sa iyang kinatawo, agi-anan sa hugaw ug G-spot
11.)   Pag-pang-luko sa mga tudlo sa tiil ug usahay sa mga kamot
12.)   Grabe nga pag-basa

15. Ang babaye ba ma-arouse ug makakita ug kinatawo sa lalaki?

Depende sa babaye. Apan, kadaghanan sa mga babaye dili ma-arouse sa ilahang makita, tungod kay ang mga babaye sensual – kinahanglan nga na-a silay bati-on usa sila mo-init, dili sama sa mga lalaki nga visuals – nagpasabot nga mas mo-init sila sa ilahang mga makita.
16. Ang akong kinatawo, mo-gahi ug makakita ko ug babaye. Normal ba kini?

Normal kana, kay kasagaran sa mga lalaki, visuals – nagpasabot nga mo-init gayud sila ug makakita sila ug babaye, ilabi na guwapa o seksi.

SEX & SEMEN

1. Tinood ba nga ang tamod sa lalaki kung atong ipahid sa atong nawong makatambal ug bugas-bugas ug makapabata pa gyud daw?

   Dili kana tinood. Ang semilya sa usa ka lalaki walay mahimo sa pagtambal sa mga bugas-bugas ug dili uasb kini makapabata.

2. Ngano man human namo ug sex sa akong asawa, moawas ra man ang akong semilya sa iyang kinatawo? Jun

   Normal lamang kini nga mahitabo tungod kay ang kinatawo sa usa ka babaye usa kini ka matang sa filter kon diin ipaguwa niini ang mosulod nga hugaw o di ba kaha mga butang nga dili niya kinaiya, lakip na niini ang semilya.

3. Unsay matambag nimo nga nutrisyon ug tambal pampadaghan o pampabaskug sa semilya?

Ang mga nutrisyon nga kinahanglan sa semilya matag adlaw mao ang mosunod:

   Vit. C – 1,000 mg sulod sa 2 ka semana, unya 500 mg na lamang pagka-human
   Selenium – 200 mcg
   Calcium – 1000 mg
   Zinc – 100 mg
   Vit. E – 400 iu

   Alang sa tambal, mamahimo ang FSH (Pergonal 500) ug HCG (Profasi), Mesterolone (Proviron) aron mo-usbaw ang kadaghanon sa semilya.

   Dili lamang ang tambal ug ang nutrisyon ang paga-tan-awon diri o taga-an ug gibug-aton, importante nga ilakip ang natad sa kinabuhi – kini mao ang paghunong sa pag-panigarilyo, paglikay usab sa pagpanarbaho sa mga init nga lugar ug pag-sul-ot ug mga gip-ot nga brief, o mga pantalon.

4. Dili ba makadaot matulon nato ang semilya? Matulon man gyud nako basta mag-69 posisyon nami sa akong bana.

   Dili makadaut kung ang imong partner walay sakit sama sa STIs, AIDS, hepatitis ug uban pa. Apan ug aduna, kana ang angay nimong kahadlukan.

5. Normal lang ba sa usa ka lalaki nga gamay lang ang iyang semilya?

   Unsa kadaghanon ang imong gamay? Ang normal nga volume sa semilya ana-a sa 2-5 cc o susama sa kadaghanon sa tunga o usa ka kutsara.

6. Unsay minimum count sa semilya nga makapamabdos?
   Ang minimum count sa semilya nga makapa-mabdos sobra sa 20 ka milyones kada cc sa mogula nga semilya. Ug kay ang normal nga volume kinahanglan nga 2-5 cc, nagpasabot kini nga sobra sa 40 ka milyones pata-as ang kadaghanon sa semilya nga makapa-mabdos.

SEXUAL POSITIONS

1. Unsa ang pinaka the best nga sexual position?

Mahitungod sa mga sexual positions, ang pinakamaayo, ana-a ra kaninyong magtiayon ang mopili kay matag usa kanato adunay gusto ug dili gusto. Mao nga kinahanglan gayod nga mag-explore kamo sa nagkalain-laing posisyon ug tinu-a ang posisyon nga angay ug nagustuhan gayud ninyong duha.

Apan adunay mga posisyon nga sa mga pagtuon nagahatag ug tumang kalipay sa kasagaran sa mga magtiayon. Mamahimo usab ni ninyo nga eksperimentohan:

1.) "Woman on Top Position" - si misis ana-a sa taas, si mister naa sa ubos – ana-a kang misis ang pag-pili ug unsa ang iyang gusto nga ma-stimulate sa panahon sa pakig-hilawas, ang iya bang mani-mani o G-spot, apan mamahimong ang duha madungan.
2.) "Johnny Come Quickly" - si misis naglingkod ug si mister nagtindog
3.) "Missionary Position" – si mister na-a sa taas, si misis na-a sa ubos
4.) "CAT Position" – si mister na-a sa taas, si misis naa sa ubos apan si mister ni slide duha hangtud upat ka pulgada pasaka – ug ang mahitabo ang iyahang mga bukton nisapopo sa abaga ni misis ug iyang lawas nagpatung nga flat gayud sa lawas ni misis; maigo niani ang mani-mani ni misis.
5.) "Doggy Style" – si misis naka-posisyon kung diin ang iyahang duha ka kamot na-a sa salog ug ang iyang duha ka tiil nakaluhod; si mister ana-a sa iyang likod ug nakaluhod; maigo niani ang G-spot
6.) "Side by side" – pinatakilid apan nag-atubangay si mister ug si misis
7.) "Butterfly Position" – si misis naghigda sa lamisa ug si mister nagtindog; ug kon si misis na-a sa kama, si mister nagluhod. Isang-at ni misis ang iyang mga pa-a sa abaga ni mister ug ang kamot ni mister mosapupo sa bat-ang ni misis; maigo niani ang G-spot

2. Kung ang babaye ba mopatong dili delikado?

Dili.

3. Mamabdos ba ang babaye kung ana-a siya sa taas kung mag-sex?

Maskin unsang posisyona mamahimong mamabdos ang usa ka babaye, basta siya walay problema sa iyang reproductive system lakip na sa iyang kapikas sa kinabuhi. Ug usab fertile siya sa panahon sa pakighilawas.

4. Unsa ang imong opinion sa 69 nga posisyon?

Ang 69 usa ka init kaayo nga posisyon sa pakighilawas. Ug kung kini, gusto sa matag partner, nan, maayo kini sa ilang duha. Apan siguraduhon lamang nila nga ka-ila gayud sila sa ilahang partner nga walay sakit – tungod kay kini molambigit ug oral sex – ug kun dili sila sigurado sa estado sa ilahang partner nga wala gayud kini sakit, kay tingali unya ug maghatud kini kanila sa kamahirautan.

5. Kung mag-sex mi sa akong misis, dili siya gawasan kundi siya mopatong sa akoa. Ngano man? Sasa.

Tingali ug gusto sa imong misis ang posisyon nga ana-a siya sa taas kay siya ang na-a sa kontrol ug mamahimo niya nga mapa-igo ang parte sa iyahang lawas nga gusto niya nga ma-igo sa panahon sa pakig-hilawas, susama sa iyang mani-mani o G-spot.

6. Unsa man kanang 69?

Ang 69 usa ka posisyon sa pakig-hilawas kung diin, nag-bali ang mag-ka-partner. Ang ulo ni mister ana-a sa kinatawo ni misis, ug ang ulo ni misis, ana-a sa kinatawo ni mister.

7. Nganong dili man ko magawasan kung dili ako ang na-a sa taas?

Tingali nianang posisyuna maigo gayud ang parte sa imong lawas nga gusto nimo nga ma-igo susama sa imong mani-mani nga kasagaran dili ma-igo sa laing posisyon sa pakighilawas.

8. Unsay maayong posisyon niadtong adunay sakit sa kasing-kasing?

Alang niadtong adunay sakit sa kasing-kasing, kinahanglan nila ang posisyon nga dili kaayo sila mahago. Kinahanglan nga ana-a sila sa ubos, ug ang walay sakit ana-a sa taas.

9. Unsay maayong posisyon niadtong adunay hubak?

Ang walay sakit ang na-a sa ubos ug ang walay sakit na-a sa taas.

10. Unsay maayong posisyon niadtong mabdos ang babaye?

Pinatakilid o sitting position aron dili madat-ugan ang tiyan sa mabdos.

11. Unsa ang maayong posisyon niadtong mga taba ug dakog tiyan?

- Rear entry o doggie position - si misis naka-posisyon kung diin ang iyahang duha ka kamot na-a sa salog ug ang iyang duha ka tiil nakaluhod; si mister ana-a sa iyang likod ug nakaluhod.

- Woman on top position - si misis ana-a sa taas, si mister naa sa ubos

- Butterfly Position, apan variation – si misis naghigda sa lamisa ug si mister nagtindog – ang mga tiil ni misis ana-a sa kilid sa lamisa, dili isang-at sa abaga ni mister.

- Scissors position – si misis nag-higda ug ang iyahang mga pa-a nakabuka kaayo padulong kang mister, si mister nag-lingkod ug ang iyaha usab nga mga pa-a nakabuka kaayo padulong kang misis – daw gunting kining ilahang paga-pormahon pinaagi sa ilahang mga pa-a.

- Modified Yab-Yum – si mister naglingkod sa salog ug ang iyang mga pa-a nakabuka ug gamay, ug si misis nagpasabak sa iyaha gamit ang unlan aron iyang ma-ludhan nga maoy

48

mo-suporta kaniya. Ug ipadulong ni misis ang iyang lawas sa may bung-bong samtang ipabilin niya ang iyang bat-ang didto sa sabakan ni mister.

BAHO SA KINATAWO

1. Nganong baho ang mogula nga discharge diha sa akong panty kung moabut na ug sobra sa walo ka oras nako ning gisul-ot?

Ang baho diha sa panty mahimo kining maapektuhan sa lima ka kondisyon: kaliwat, idad, sitwasyon sa imong hormones, diyeta , pag-ehersisyo, kalimpyo ug cycle sa imong regla. Kun bata-bata ka pa, kay wala man nimo gi-lakip ang imong idad, nan, tungod kana kay aktibo pa kaayo ang imong pag-ka-ambungan nga manganak. O di ba kaha, nagasul-ot ka ug pantyhose o gamit nga mobara sa pag-agi sa hangin ug kini mosangput sa baho. Mao nga pag-gamit kanunay ug panty nga cotton ang bilahan. O di ba kaha di kaayo limpyo ang palibot sa imong kinatawo – naga-panghugas ka ba? Ug kun paminaw nimo nga basa-basa na gani wala pay walo ka oras, trapuhi gidayon kini sa labakara. Ug kon nanghugas ka, unsa man ang imong gi-gamit? Tingali baya ug nigamit ka ug pampahumot sa kinatawo nga kasagaran mao ang hinungdan nganong mobaho ang imong kinatawo, tungod sa gihatud niini nga iritasyon diha sa imong kinatawo. Sa laing bahin, tingali baya ug adunay inpeksyon diha sa imong kinatawo o di kaha sa kuwelyo sa matris. Mao nga kun pananglitan, wala ka niadtong mga kondisyon nga akong gihusgutan, pakigkita gidayon sa imong doctor aron matino ang imong sitwasyon.Tan-awa usab ang imong diyeta – kusog ka bang mokaon ug mga lamas? Tuyo? O di kaha kusog mo-inom ug kape? Kining tanan mao ang hinungdan nganong di maayo ug baho ang discharge nga mogula gikan sa imong kinatawo.

KEGEL's

2. Unsay dapat himoon kay dili man gyud hugot pag mag-sex mi sa akong asawa?

Angay niadtong mga kababainhan, ilabi na sa mga niagi na ug pag-panganak nga mag-exercise sila ug Kegel's. Mao kini ang usa sa mga ehersisyo aron di mo-laylay ang mga kaunoran diha sa kinatawo ug magpabiling hugot ang paminawon ni mister sa panahon sa pakig-hilawas. Mamahimo usab kining himoon ni mister aron mas mogahi ang iyang kinatawo during erections.

Unsa-on kining Kegel's pag-buhat? Una, mao ang pag pangita asa dapita ang PC muscle. Kini makit-an pina-agi sa pag-pugong sa ihi. Mao nga sa panahon sa pag-pangihi, ipaguwa ang unang agos sa ihi, unya pug-ngan ang mosunod nga agos, ug mo-ihap, puwede usa hangtud ka-tulo, unya ipa-guwa na usab, unya pugong na usab – puwede siya nga mopugong ug sobra sa ihap nga tulo. Apan wala nag-pasabot nga buhaton kini sa matag panahon nga mangihi. Ang pag-pangihi mao lamang ang pag-pangita sa PC muscle. Ug kun ikaw pamilyar na ug asa kini, mamahimo na nimo kining buhaton, maskin asa ug maskin unsang orasa o maskin unsa ang imong gibuhat, samtang ka nag-kaon, nag-tindog o uban pa. Ani-a ang pipila ka pama-agi sa pag-buhat sa Kegel's.

1.) Pug-ngi ug palu-agi ang maong kaunoran ubos sa napulo ka segundo – ug pagpahulay sulod sa napulo ka segundo. Paghimo ug tulo ka sets, ug pag-pahulay sa 30 ka segundo.

Unya, pugong na usab ug palu-agi ang maong kaunoran sulod sa lima ka segundo ug pag-pahulay sulod sa lima ka segundo – ug himo-a kini sa napulo ka higayon.

Pa-hugti ang maong kaunoran sulod sa 30 ka segundo ug palu-agi sulod sa 30 usab ka segundo – katulo ka higayon.

Balika ang unang instruksiyon, ug human ka na sa tibook adlaw.

2.) Pa-hugti ang imong kaunuran ug pug-ngi kini sa pag-ihap ug lima, ug palu-agi. Balika kini sulod sa napulo ka beses.

Puga-a ang maong kaunoran napulo ka beses nga pas-pas. Balika kini ug katulo ka beses.

Pa-hugti ug palu-agi ang kaunoran nga PC diha sa taas ug mubo nga interval sa ihap nga napulo. Balika kini ug katulo ka beses.

Puga-a ang maong kaunoran ug pug-ngi kini hangtud sa makaya nimo. Sulayi ug ihap ug 120 ka segundo nga di nimo kini mapalu-agan. (Relaks, duha lamang kana ka minuto!)

3.) Balik-balika ug pag-puga ug pag-pa-lu-ag sa maong kaunoran. Pag-sugod sa set nga 30 ug hinay-hinay nga pa-tas-i kini sobra sa 100.

Puga-a ug maayo ang maong kaunoran – kanang hangtud sa imong makaya. Pug-ngi kini sulod sa 20 ka segundo, unya pahulay sulod sa 30 ka segundo. Balika kini sulod sa lima ka beses.

4.) Pagsugod ug pag-puga ug pag-palu-ag sa maong kaunoran sulod sa duha ka minuto kada adlaw ug hinay-hinayi nga mapa-usbaw kini nimo hangtud sa 20 ka minuto maskin ka-tulo lamang sa usa ka adlaw. Kung kini imong paga-buhaton kanunay, mamahimo nimong mabuhat nga sayon ang 200 ka beses niani sa kada adlaw.

Ang akong lain nga sugyot mao nga sa panahon sa pakig-hilawas, isang-at sa babaye ang iyang mga pa-a sa abaga ni mister ug i-krus kini didto sa likod sa li-og ni mister – nianing pama-agi-ha, makipi ni misis ang iyang bilahan ug mamahimong hugot ang paminaw ni mister sa panahon sa pakighilawas.

Kung di gayud mamahimo sa mga naunang sugyot, ang buhaton na gayud mao ang surgery aron mohugot ug balik.

SEX & BATHING

3. Dili ba makadaot kung mag-sex sa ka-adlawon ug kadaghan unya maligo dayon pagka-buntag?

Dili makadaot kun mag-sex mo ug kadaghan sa ka-adlawon kung kini gusto ninyong duha ug kaya ninyo. Dili usab makadaut kun maligo dayon pagka-buntag. Inay, amo pang-ginasugyot ang pag-pang-hugas gidayon pagka-human sa pakig-hilawas aron malikayan ang inpeksyon sa ihi, ilabi na sa mga kababainhan.

4. Di ba makadaut kung mag-sex sa dagat o sa swimming pool?

Dili makadaot ang makighilawas diha sa dagat o sa swimming pool, basta dili kini himoon sa ilalom sa tubig, tungod kay ang tubig mamahimong mo-iritar sa kinatawo sa babaye ug mosangput sa inpeksyon. Apan kinahanglan nga bantayan ang maong mga lugar, tungod kay tingali baya ug manga-dalin-as ang matag usa sa panahon sa pakig-hilawas. Ug sa dugang pa, ang kagahi sa kinatawo sa lalaki, mamahimong dili molungtad ug dugay sa usa ka palibot nga basa kaayo.

SUSO

5. Dili ba madaut ang suso sa akong asawa kung gamiton kini nako?

Dili kani madaut kung ayuhon ni nimo ug pagdala. Dili ni nimo bun-ugon.

FRIGIDITY

6. Ngano man nga kong makig-hilawas ko sa akong misis, wala gayuy ka-buhay-buhay? Mag-patara lang ug mura ko ug nakipag-sex sa patay. Arnold.

Ang akong paminaw ang imong misis adunay ginatawag ug frigidity. Mamahimo kining tungod sa negatibo nga pag-tuo sa pakig-hilawas. Tingali konserbatibo kaayo ang iyang gi-dak-an nga pamilya ug nag-tudlo kaniya nga dautan ug hugaw ang pakig-hilawas. Kinahanglan nga pangutan-on nimo siya kung ngano. Ug mas maayo kung ma-refer siya ug usa ka sexual counseling o therapy, sama kanako.

BOLITAS

7. Maka-manyak ba kung gamitan ug bolitas ang babaye? Ben Laden, Biao, Tugbok.

Dili. Mamahimo lamang kining makapag-aghat sa kainit sa babaye.

8. Duha na ko ka-tuig nga nag-pa-butang ug bolitas pero hangtud karon ga-nana lang gihapon. Dautan ba nga makipag-hilawas nga adunay nana?

Dautan gayud nga makig-hilawas nga adunay nana – mamahimo kining mosangput sa iritasyon sa kinatawo sa babaye. Ug kinahanglan usab nga ipatang-tang na gidayon na nimo ang imong bulitas. Pakig-kita gidayon sa imong doctor.

9. Wala bay side-effect ang bolitas o balahibo kang misis?

Ang bolitas mamahimong mag-hatud kaniya sa tumang kalipay kun ensakto kani pag-ka-butang nga mo-igo gayud sa lugar nga makapa-init kaniya. Ang balahibo mamahimo nga maka-iritar sa iyang kinatawo, ilabi na kung sensitibo siya niini.

PAMPADANGLUG

10. Sa lalaki lang ba ipahid ang KY jelly? Ug sa tibook ba sa iyang kinatawo kini ipahid?

Dili lamang sa lalaki kini mamahimong gamiton, puwede usab sa kababainhan. Ug ipahid usab kini sa tibook nga kinatawo.

11. Puwede ba lotion ang gamiton nga pampadanglug?

Puwede ang lotion kang mister, o oil o water-based nga lubricants. Apan kang misis, water-based ra gayud susama sa KY jelly, kay kung dili mamahimo kining mo-sangput sa infection.

12. Puwede ba alcohol ang gamiton sa kinatawo sa babaye ug sa lalaki?

Dili, kay maka-uga kani ug mosangput unya sa iritasyon nga maghatud sa inpeksyon.

FINGERING

13. Aduna bay side-effect ang fingering?

Mamahimo kaning maghatud ug iritasyon nga mosangput sa inpeksyon sa kinatawo sa babaye kung buhaton kini nga ang mga kuko, hugaw ug walay hinguko.

14. Dili ba maka-daut sa babaye ang mag-finger sa iyang kaugalingon?

Dili, basta ang imong kuko limpyo ug dili taas.

VAGINAL PAIN

15. Nganong sakitan man akong asawa inag mag-sex mi?

Daghang rason nganong nahitabo kini. Una, tingali ug wala pa gayud siya nakaduga pag-ayu unya imo na kining gi-sulod ang imong kinatawo, mosangput gayud kini sa pagpanakit sa iyang kinatawo sa panahon sa pakighilawas. Ikaduhang rason, tingali ug duot ra kaayo nimo isulod ang imong kinatawo sa iyahang kinatawo ug ni-bunggo kini sa kuwelyo sa iyang matris. Ikatulong rason, tingali ug aduna kini siyay inpeksyon sa iyang puwerta, o kinatawo o matris. Ika-upat, tingali adunay siyay nahabilin sa iyang hymen, mao nga kung maigo kini sa panahon sa pakighilawas, sakit gayud. Mao nga maayo gayud nga magpahiling siya sa iyang sitwasyon sa usa ka doctor gidayon aron matagaan ug ensaktong pag-tagad.

COCK RINGS

16. Kanang cock ring nga mora ug ranbutan, asa man na ibutang?

Ang mga cock rings sama sa rambutan ibutang kini sa pulo-an sa kinatawo sa lalaki ug dili sa tumoy.

17. Dili ba makadaut ang cock ring sa kinatawo ni misis? Unsa may mahitabo kung mahabilin kini sa sulod?

Ang mga cock rings mamahimong maghatud ug kalipay ni misis, ilabi na ug maigo ang mga parte sa iyang lawas nga makapa-init gayud kaniya. Apan, mamahimo usab nga maka-iritar kini sa iyang kinatawo, kung siya sensitibo sa materyales niini.

Dili ka angay nga mahadlok nga mahabilin kini sa sulod, kay kun mahitabo kana, kay kinaiyahan nga ipaguwa sa kinatawo sa babaye ang tanan nga dili iya sa lawas sa babaye.

ANAL SEX

18. OK lang ba kung didto nako isulod sa bangag sa lubot sa babe akong kinatawo kay hugot man? Dili ba makadaut?

Ang anal sex wala kanay problema kung gi-uyunan kana ninyong duha, ug gusto usab sa imong partner.

Ug angay nimo nga hinumduman nga dili kani basta-basta nga himoon nga walay igong preparasyon. Kinahanglan gayud nga limpyo ang iyang agi-anan sa hugaw, kay tingali ug nangandoy ka ug kalipay, kamunggay ang imong makuha. Mao nga importante nga nagpaguwa usa siya sa iyang hugaw. Ikaduha, ang bangag sa lubot, wala kini gi-disenyo susama sa kinatawo nga mo-duga ug iyaha – mao nga kung dili ka mo-gamit ug pam-padanglug, sakit gayud kini. Ikatulo, ayaw dali-dali-a. hinay-hinay lamang, kay tingali unya ug makagise ka ug bangag sa lubot, daku na usab kanang problema. Unaha usa ang pag-pasulod sa imong tudlo, usa sa imong kinatawo aron ma-kondisyon hinay-hinay kining iyang agi-anan sa hugaw sa umaabot.

G-SPOT

19. Asa man kining G-spot?

Ang G-spot nahimutang kini sa ibabaw nga bahin sa kinatawo, 1.5-2 cm gikan sa guwa sa puwerta. Mora kini ug esponghã ug hikapon, susama kadako sa gisantes ug kabalo ka nga na-igo ni nimo kay mo-ingon ang babaye nga kahi-on siya maskin ug bag-o lamang siya naka-ihi.

PAG-KATOL SA KINATAWO

20. Ngano man nga mangatol ko pag-human nako nga makig-hilawas sa akong bana?

Nagpasabot kini nga tingali ug na-balhin ang ph sa imong kinatawo, ug nisangput kini sa yeast infection. Mao nga kinahanglan nga makig-kita ka sa imong doctor aron mahiling kini.

Sa laing bahin, mamahimo usab nga allergy ka sa ginapahid nimo sa imong kinatawo, kung aduna ka may ginapahid, o di kaha sa semilya sa imong bana, kung dili mo nagagamit ug condom. Mao nga isugyot ko nga mogamit kamo ug condom aron matan-aw kung dili ka na ba mangatol human sa pakighilawas kaniya. Ug kun dili ka mangatol samtang nagagamit mo ug condom, allergy ka gayud sa iyang semilya. Apan kung gagamit mo ug condom, unya nangatol ka, nan, allergy ka sa condom, ug likayi ang pag-gamit ug condom nga latex, inay, gamita ang condom nga ang materyales gikan sa karnero.

SEX PRE-DETERMINATION

21. Unsa may pama-agi aron maka-anak ug lalaki ug babaye?

Adunay pama-agi aron maka-himugso ug anak nga babaye ug lalaki, apan dili kini ciento porsiyento nga epektibo – ana-a lamang sa mga 8-85%.

Ang una – pina-agi sa posisyon sa pakighilawas. Kung gusto ka ug lalaki, kinahanglan gayud nga idu-ot gayud sa lalaki ang iyang kinatawo sa sulod sa kinatawo sa babaye – kay sa ilalom sa kinatawo, dili na kaayo kani susama ka acidic, ikumpara sa mabaw nga dapit, nga maoy kina-iya sa mga semilya. Ug kun gusto usab nimo nga babaye, sa himabaw lamang ang pag-sulod sa kinatawo – kay sa mabaw nga dapit, acidic kaayo kani, ug mamatay niani ang mga semilya nga mamahimong nag-dala ug lalaki nga trait. Mao nga mamahimong mas mabuhi kadtong mga babaye ang gidala nga trait.

Ang ikaduha pina-agi sa timing sa pakig-hilawas. Kung gusto ka ug lalaki, pakig-hilawas sa panahon sa pag-pangitlog o ovulation, mamahimo usab unom hangtud 12 ka oras usa ang ovulation. Tungod kay paspas ang mga semilya nga nagdala sa trait nga lalaki, mas una kani maka-abot sa itlog sa babaye. Kung gusto ka ug babaye, paki-pag-hilawas duha o tulo ka adlaw usa ang ovulation. Ayaw sa panahon sa pag-pangitlog – tungod kay ang semilya sa lalaki nga nagdala sa trait nga babaye, hinayan kaayo kini. Ang mga semilya nga nagdala sa lalaki, paspas kaayo, ug mo-abot dayon kini didto sa dapit nga ana-a ang itlog, apan tungod kay inag-abot wala pay itlog, mamatay ra kini didto. Ug inag-abot sa panahon nga mo-guwa na ang itlog, mao usab kini ang panahon nga mo-abut na usab ang hinayan nga semilya nga nagdala sa babaye nga trait – ug siya ang maka-timing nga maka-igo sa itlog sa babaye.

KISSING

22. Unsa ang diprensiya sa French kiss sa kasagaran nga halok nga ginahimo?

Ang French kiss mogamit sa dila ug ipasulod didto sa ilalom sa baba.

PUBIC HAIR

23. Ngano man nga naay babaye nga gamay ra ug pubic hair, ug ang uban daghan pud?

Kaliwat na – sama ra na nga adunay tawo nga puti, na-a puy itom.

VAGINISMUS

24. Unsa man ang eksplanasyon nianing dili na mag-ibot? Ingon nila gibutangan daw ug sex organ sa pawikan?

Dili kana tinuod ang istorya sa pawikan. Ang tinood nga rason niini, mao ang ginatawag ug vaginismus. Nianing kondisyona, ang mga kaunoran sa kinatawo sa babaye mag-spasm o mo-hugot kaayo, tungod sa grabe nga tensyon. Kasagaran, mahitabo kini sa mga relasyon nga ginatagu-tagoan. Ug sa panahon nga mahitabo kini, ang kaunoran sa kinatawo sa babaye mo-hupot pag-ayo sa kinatawo sa lalaki. Ug tungod kay mas molabaw ang kahadlok sa babaye kay dili na ma-ibot ang kinatawo sa lalaki (kay puwerte laging pag-gunit niini sa kinatawo sa babaye), mas mo-grabe usab ang ihatud nga spasm didto sa mga kaunoran sa kinatawo sa babaye nga nag-hupot sa kinatawo sa lalaki. Mao nga mas lisud na hinoon ma-ibut.

Ang gikinahanglan lamang gayud niini ang pag-relaks. Apan, usahay ug ana-a na gayud sa maong sitwasyon, lisud gayud ang tinood nga pag-relaks. Mao nga dili gayud maayo kining mga relasyon nga tinagu-tago ug gina-hiklin.

PATERNITY

25. Naa akoy uyab nga minyo. Naay nahitabo kanamo, unya nanganak siya, ingon siya ako kuno ang amahan, unsa-on nako pag-sigurado nga ako ang amahan nga aduna man siyay bana?

Usa lamang ang mo-siguro gayud nimo nga ikaw ang amahan nianang bata-a. Kana ang DNA testing. Kung compatible ang imong genes sa genes nianang bata-a, walay lilong, ikaw gayud ang amahan. Ang lain nga mamahimong sukdanan, mao ang blood typing. Apan kini dili sigurado kung pareho mo ug blood type sa bana sa imong uyab. Ang puwede usab nimo nga bantayan mao ang hitsura sa maong bata – kung liwat gayud nimo ang bata, nan, dako gayud ang kahigayunan nga imoha ang maong bata.

26. Tinood ba nga kung ang bata dili angkunon sa amahan didto na hinoon ni maliwat sa iyaha?

Dili.

DELAYED EJACULATION

27. Ang alcohol usa pud ba sa rason nganong dugay magawasan?

Ang pag-abuso sa alcohol ang mamahimong hinungdan nganong dugay nga magawasan ang usa ka lalaki.

28. Unsa-on man nga dali magawasan ang usa ka lalaki?

Ang unang suhestiyon nako mao ang pakig-kita sa usa ka urologist aron matino kung aduna ba siyay kondisyon nga ginatawag ug retrograde ejaculation. Usa kini ka kondisyon kung diin ang iyahang mga semilya gina-balik didto sa kanal sa agi-anan sa iyang ihi – mao nga walay semilya nga moguwa sa panahon nga magawasan siya. Ang pag-adto sa doctor mag-assure kaninyo nga walay lain nga kondisyon nga naka-pa-balda sa inyong relasyon.

Mao nga mas maayo kung makig-istorya ka niya kung unsa ang iyang gibati mahitungod sa pakig-hilawas ug pagkab-ot sa pinakagusto niyang maabot. Maskin sa pag-tuo nga ang mga kalalakin-an dili ganahan nga makig-istorya sa ilang gibati, kini ang usa ka issue nga kinahanglan nga tagaan ug gibug-aton. Ug ikaw nga iyang partner, kinahanglan nga mapa-abre nimo siya sa iyang mga gibati, maskin ug mo-dili siya. Ang mga pag-tuon nagpakita nga kasagaran sa mga kalalakin-an nga adunay pagka-delatar sa ilahang pag-pagawas mamahimong adunay pagkawala ug pagsalig sa ilahang relasyon. Mamahimong mahadlok sila nga mawala sila sa kontrol o ipaguwa ang ilahang lain nga mga emosyonal nga issue. Nianing mga sitwasyona, ang paghimo sa pag-pugong sa pag-pagula mamahimong bati-on nga mas sigurado ug maayo kaysa sa pag-paguwa. Mao, nga pangutan-a gayud siya. Pangutan-a usab siya sa iyang kagahapon nga sexual. Siya ba nasakitan sa una ug babaye?

Mamahimo usab nga ang kondisyon sa imong partner matabangan sa sexual counseling o therapy. Mao nga pakigkita gidayon sa usa ka proesyonal niini.

29. Unsa may maayo ning akong asawa nga dugay kaayo magawasan ug uga kaayo ang iyang kinatawo?

Ang akong unang pangutana, gina-pug-ngan ba sa imong misis ang iyang kaugalingon tungod kay na-a siyay rason? Nahadlok ba siya nga mawad-an siya ug kontrol? Maayo ba ang inyong relasyon? Aduna ba siyay pagsalig sa inyong relasyon? Naga-worry ba siya sa iyang itsura sa panahon sa pakig-hilawas? Unsa kaha iyang huna-huna kun iyang pasagdahan nga mopagula siya sa iyang emosyon ug gibati? Tingali baya ug sobra ra iyang paningkamot nga maabot kini. Kung kini ang iyang buhaton, maglisod gayud siya nga magawasan. Kinahanglan gayud nga mo-relaks siya ug di mag-huna-huna nga magawasan, bati-on lang niya ang sensasyon nga maayo ug makit-an na lamang unya niya nga magawasan siya nga walay lisod.

Sa imong gi-ingon nga uga kaayo ang iyang kinatawo, nagpasabot kini nga wala pa iyang gana ug tingali ug dili niya gusto ang imong ginahimo kaniya nga gitu-huan nimo nga makapa-lipay kaniya. Mao nga pangutan-a gayud siya unsa ang iyang gusto nga imong buhaton kaniya.

Ang uga usab nga kinatawo nagpasabot usab kini ug resulta sa tambal sa sip-on, o tungod sa menstruation, ilabi na ug pipila ka adlaw na lang usa mag-regla (tinood sa ubang mga kababainhan), inpeksyon o iritasyon ug hormonal imbalance. Mao nga isugyot usab nako ang pakig-kita sa doctor aron mahiling siya ug maayo.

INFIDELITY

30. Natural ba sa bana nga mangita ug laing babaye para matagbaw sa iyang sexual needs? Naa siyay kabit. Ang iyang rason for sexual satisfaction. Dili ba siya maniac?

Ang bana dili mangita ug katagbawan sa iyang sexual needs sa laing bathala ug siya tagbaw niini sulod sa iyang kaminyuon. Apan kung dili kini niya makita ug paminaw niya nga kulang kini, mangita gayud kini siya sa iyang panginahanglanon guwa sa iyang misis.

Ang usa ka lalaki o tawo nga maniac dili na makakaon, makatulog ug makabuhat pa sa adlaw-adlaw nga bulohaton, kay ang iyang huna-huna, sex na lang. Samtang ang usa ka tawo nga aduna pay igong kontrol sa iyang kinabuhi, dili siya maniac.

SEX & AGING

31. Natural ba nga kung magka-idad na ug 30 pata-as, mo-minor ang gana sa pakig-hilawas? Cara Cabigon, Padada, Davao del Sur.

Ang gana sa pakig-hilawas ana-a lamang gihapon maskin pila na ang idad sa usa ka tawo. Apan diha sa mga kababainhan, kung sila mogamit ug pills aron di mamabdos, nan, mo-ubos gayud ang ilang gana sa pakig-hilawas ug sa panahon nga mobati na sila ug sakit diha sa pakig-hilawas kay uga na ang iyang kinatawo ug wala mogamit ug pampa-danglug sa panahon sa pakig-hilawas, magka-hinay na usab ang gana nila. Sa mga kalalakin-an, magka-ubos usab ang gana kung magka-ubos ang kadaghanon sa hormone nga testosterone sa lawas – ug usahay mag-sugod kini diha sa pangidaron nga 30 – apan dili pasabot nga ubos ang maong hormone, wala na gayuy gana – kana lamang kung ubos na gayud kaayo sa normal – diha pa mabati ang pag-ka-walay gana sa pakighilawas.

32. Ngano man nga kung mag-ka-idad dili naman pareho ka-aktibo sa pakig-hilawas kung ikumpara sa mas batan-on pa?

Normal lang kana nga kung magka-idad na dili na susama ka-aktibo sa pakig-hilawas kung ikumpara sa bata-bata pa. Apan, angay nga hinumduman nga dili na ang kadaghanon sa pakig-hilawas niining mga panahona ang importante kung dili ang kalidad na niini.

STIs

33. Unsa may tambal sa sakit nga tulo? Ruel of Panabo.

Kining tulo, ginatawag usab kini ug gonorrhea. Kini usa ka inpeksyon sa bacteria ug ginatambalan kini sa mga antibiotics, kasagaran miyembro sa pamilya nga penicillin. Apan usa ka klase sa gonorrhea ang dili malipong sa penicillin, ug gikinahanglan niini ang mga tambal nga pamilya sa cephalosporin.

34. Nagkasakit ko sa una ug tulo. Puwede pa ba ko maka-anak? Jetron of Matina.

Kung nag-kasakit ka sa una ug tulo ug wala kini matambali, daku gayud ang purohan nga di ka maka-anak. Apan, kung natambalan kini ug dali, daku usab ang kahigayunan nga maka-anak ka ra gihapon.

35. Pila ka adlaw ma-kit-an sa lawas ang sakit nga tulo sa lalaki?

Mamahimo kining aduna o walay sintomas. Ug kun adunay sintomas, moguwa kini duha hangtud 20 ka adlaw gikan sa pagka-kuha niini. Apan ang average nga makit-an kini, ana-a sa tulo ngadto sa lima ka adlaw.

36. Unsa man ang tambal alang sa warts nga na-a sa kinatawo?

Pinakamaayo ang laser ug electrocautery, kung ikumpara sa laing klase sa pag-panambal.

UGA NGA KINATAWO SA BABAYE

37. Nganong uga man kaayo ang kinatawo sa akong asawa?

Tungod kini sa daghang rason: inpeksyon, toxic goiter, kulang sa stimulation pinaagi sa foreplay, menstrual cycle – mamahimong mag-uga kini usa o duha ka adlaw usa mag-regla, ug pag-gamit ug mga pang-pahumot sa kinatawo.

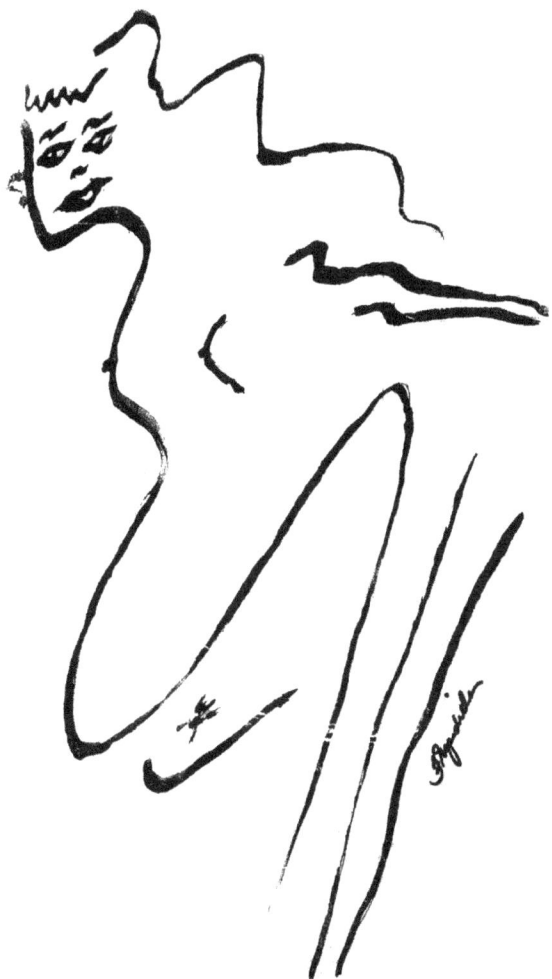

www.ingramcontent.com/pod-product-compliance
Lightning Source LLC
Chambersburg PA
CBHW070822290526
45795CB00002B/811